¿Qué pasa en la adolescencia?

Carlos Ortiz Lee

*A mis padres, por su amor incondicional
y porque tal vez no les he dicho algo de lo que
estoy seguro: nunca nadie tuvo mejores padres.*

*A mis hijas Claudia y Patricia, que me hacen ver
lo linda que es la vida.*

A Elaine, por quererme tanto.

*(Ellos saben que no me gusta definir lugares
y por eso están en el mismo orden en que
aparecieron en mi vida...)*

Agradecimientos

A ese grupo —mi grupo— que no ha dejado de trabajar ni un minuto en favor de los adolescentes y que siguen siendo mis queridos colegas de la especialidad.

A Tere otra vez, porque sus ilustraciones siguen dándole vida a mis palabras.

Indice

Introducción

Este asunto de la adolescencia a veces se nos hace un poco complicado... a los adultos, claro, porque en realidad para ustedes, que justo ahora están empezando o terminando esta bonita etapa de la vida, la cosa no es tan enredada y más bien se sienten cómodos, porque llegó el momento de "ser grandes" y ya de paso, de salir de las constantes órdenes que los padres les damos en todo momento a los niños, sin embargo, pronto se darán cuenta que siguen siendo "víctimas" de nuestras ordenanzas, por suerte para ustedes, aunque les cueste algunos años entenderlo.

Yo quiero empezar mis explicaciones hablándoles sobre el organismo humano en su conjunto, que viene siendo como la maquinaria de un reloj, que necesita que todas sus piezas trabajen bien, para que no se afecte su funcionamiento. Pero dentro de esa gran "maquinaria", que tiene tantos órganos trabajando simultáneamente, hay dos que podemos considerar como los más importantes, si es que esa categoría fuera posible, para diferenciarlos entre todos los que componen el cuerpo humano: el cerebro y el corazón.

El cerebro, como órgano principal del sistema nervioso central, viene siendo algo así como el gran director de orquesta, y nada se hace en nuestro organismo que no esté ordenado por él.

Fíjate si su misión es compleja, que normalmente estas acciones ocurren de manera simultánea. En estos momentos, por ejemplo, estás leyendo, pero no has dejado de respirar y, además, puedes caminar sin dejar de leer; mientras el estómago está procesando lo último que comiste y los riñones están fabricando la orina que te llevará al baño en cualquier momento. Así puedes llegar a la conclusión de que el cerebro se pasa las 24 horas trabajando y dando órdenes.

Como debes imaginar, esto no es nada sencillo, porque el cuerpo humano está constituido por muchos órganos y sistemas, cada uno con diferentes misiones y todas —absolutamente— todas son dirigidas y controladas por el cerebro.

Además del sistema nervioso, del que forma parte una extensa red de nervios que recorren todo el cuerpo y son los encargados de llevar los mensajes que transmite el cerebro, el otro sistema que tiene un órgano imprescindible para la vida, es el sistema cardiovascular, cuyo órgano más importante es el corazón, que comienza a trabajar muchos meses antes del nacimiento y que tampoco tiene un segundo de descanso, porque tiene que mantenerse bombeando sangre a tiempo completo, a través de casi 300 arterias y sus ramas, para irrigar hasta el último centímetro de nuestro cuerpo.

En resumen, uno dirige y el otro ejecuta, pero si alguno de los dos falla, se termina la vida, al menos la vida útil, porque sin el adecuado funcionamiento cerebral no se puede sostener la capacidad de coordinación y pensamiento necesarios para una vida activa normal. Pero, independientemente de estos sistemas vitales, existen otros que no dejan de ser importantes para el mantenimiento de la vida, como el sistema respiratorio, en el que los pulmones se encargan de oxigenar la sangre, el digestivo, con su delicada y complicada labor de procesar los alimentos desde que los ingerimos, y otros como el renal, el auditivo, el de la visión, el sistema osteomioarticular, con ese nombre tan largo que incluye huesos, músculos y articulaciones, hasta llegar finalmente a los sistemas endocrino y reproductor, que serán los más comentados en este libro, porque son los que tienen a su cargo todo el proceso reproductivo, desde la producción de muchísimas hormonas que intervienen en el funcionamiento de los órganos, incluyendo los genitales de ambos sexos, que tendrán un complicado proceso de desarrollo que dura unos cuantos años.

La integración funcional, es decir, el acoplamiento de todos estos órganos y sistemas no es nada sencillo y todos trabajan intensamente desde el nacimiento (algunos incluso desde antes de nacer) hasta la muerte, sin embargo, los cambios que se producen durante la adolescencia en el sistema reproductor son muy interesantes, porque suponen dejar atrás la imagen de niños, para transformarnos paulatinamente en hombres y mujeres. En pocos años, tu cuerpo tendrá tantos cambios, que al final de la adolescencia te parecerá que eres otra persona. En ningún momento de la vida se producen tantas modificaciones, ni con tanta rapidez como en esta etapa.

Para ayudarte a conocer mejor tu cuerpo, voy a referirme a algunos de estos cambios importantes que ocurren en el organismo, profundizando después en el aparato genital de los dos sexos, y hablaremos también de algunas cuestiones de interés sobre su funcionamiento.

El organismo

La adolescencia es una etapa muy bonita de la vida, en la que vamos dejando de ser niños, para comenzar un complicado proceso biológico que nos transforma en adultos. Pero tienen que pasar 10 años desde que nacemos para llegar a ser adolescentes y todo este tiempo es aprovechado por el cuerpo para crecer y desarrollar los diferentes órganos que lo componen. En el lenguaje diario de los pediatras, que son los médicos que atienden a los niños, nunca faltan estas dos palabras: crecimiento y desarrollo, precisamente porque reflejan en gran medida la calidad de vida de cada uno de nosotros en los primeros años de la vida. Esto quiere decir, en pocas palabras, que estas dos cosas son quizás lo más importante que nos ocurre en la etapa de la niñez: crecemos y se va desarrollando nuestro organismo. Si recuerdan sus visitas al médico cuando eran niños, generalmente el primer paso era tomarles el peso y la talla y muchas veces eso era suficiente para que el doctor alertara a nuestros padres sobre algo que pudiera no estar bien. Este proceso de ininterrumpido crecimiento y desarrollo está determinado por muchos factores, algunos de los cuales no dependen de nosotros ni podemos hacer nada para modificarlos, como la influencia genética, que la heredamos de nuestros padres, pasando por algunos no menos importantes como la alimentación, el ejercicio, el sueño y el aprendizaje entre otros, todos los cuales dependen en gran medida de nosotros y por tanto, son modificables.

Creo que les resultará interesante saber que en muchos países existen estudios nacionales sobre el crecimiento y desarrollo, y los investigadores han elaborado tablas que guían a los médicos sobre estos aspectos.

Si el niño mide o pesa (o las dos cosas) por encima o por debajo de los límites establecidos como promedios en esas tablas, sin pérdida de tiempo se deberán someter a estudios médicos. No será igual el crecimiento y desarrollo de un niño con una alimentación adecuada y patrones racionales de ejercicios físicos, sueño y aprendizaje acordes con su edad, que cuando estos factores son deficientes, ya sea porque sobren o porque falten. Todos sabemos que si la alimentación es insuficiente, por ejemplo, el crecimiento y el desarrollo seguramente estarán por debajo de los límites normales, pero en los casos en que la alimentación es excesiva o de mala calidad, los resultados tampoco serán muy alentadores, porque el desarrollo normal estará amenazado por un enemigo silencioso de la era moderna a nivel mundial, que se refleja en la alarmante cantidad de niños que llegan a la adolescencia con un peso excesivamente elevado para su edad, es decir, obesos y pocos, muy pocos, son conscientes de algo tan importante como que la obesidad no es solamente una condición de la persona, sino una enfermedad, cuyas consecuencias son muy peligrosas cuando no se contrarresta a tiempo, de modo que es preferible —y posible— evitarla que tratarla.

No los voy a aburrir con largas explicaciones sobre el crecimiento durante la infancia, porque probablemente no les interese mucho saber sobre ese tema, porque ya pasaron esa etapa, así que mejor vamos a concentrarnos en algunas cuestiones más propias de la adolescencia, que los acompañarán por varios años.

Después de terminada la infancia, este proceso de crecimiento y desarrollo no se detiene, pero en este momento adquiere una particularidad que lo distingue de la etapa infantil: la influencia de las hormonas, que son las verdaderas protagonistas de esta etapa. En este período ocurren muchísimos cambios en nuestro cuerpo, en el que participan, de una u otra manera, todos los órganos y sistemas que lo componen y gracias a la acción de las hormonas es que pueden ocurrir estos cambios.

Las hormonas son sustancias químicas que se producen en determinados órganos y son capaces de desencadenar acciones en otros. Los huesos se alargan y se ponen más duros, los músculos se desarrollan más, crecemos con mayor rapidez que en la infancia, modificamos la tonalidad de la voz y, simultáneamente, aparecen importantes cambios en los órganos del sistema reproductor, que se van preparando para cuando llegue el momento de planificar los hijos. Una parte de estas modificaciones no es apreciada por ustedes, pero otra parte sí, de manera que el cuerpo va cambiando progresivamente, en esta etapa mágica en que nuestras hormonas recién despiertan después de un largo sueño, justamente cuando el cerebro tiene que comenzar a trabajar con más intensidad, porque requiere enfrentar una carga de estudios cada vez mayor en la escuela, mientras que tiene que seguir ocupándose, sin poder tomarse unas vacaciones, de las funciones del resto de los órganos.

¿Cuándo comienzan estos cambios? Bueno, la respuesta no puede ser categórica, porque la biología no admite rigideces. Esto quiere decir que los cambios son progresivos e individuales, o sea, que ocurren poco a poco y de manera diferente de un adolescente a otro, por lo que pueden iniciarse en diferentes edades. Por ejemplo, algunas jovencitas comienzan a menstruar desde los 9 años, y otras tendrán que esperar hasta los 14 o los 15. Y en los varones, las modificaciones de la pubertad también ocurren primero en unos que en otros.

Si se pusieran a pensar ahora en sus amigos de la escuela, sobre todo en aquellos que los acompañan desde que eran pequeños, podrán ver que algunos son más bajitos y otros más altos, unos más gorditos y otros más delgados. Con las modificaciones que ocurren en el interior del organismo sucede exactamente lo mismo, de manera que "el desarrollo", como suelen llamarlo muchas veces, en unos casos se iniciará más rápido que en otros.

Como quiera que haya comenzado la adolescencia, este proceso te llenará de interrogantes. Vamos a revisar algunos aspectos de la anatomía del aparato reproductor y después pasaremos revista juntos a algunas cuestiones de este interesante período de la vida.

Aparato genital femenino

El aparato genital femenino está constituido por varios órganos y estructuras, algunas de las cuales se ubican en el interior del abdomen, específicamente en su parte más baja, y otras que son perfectamente visibles, por estar localizadas externamente. Todos los órganos son diferentes entre sí, como puedes ver en la ilustración siguente, porque cada uno realiza una función específica. Pero todos son igualmente importantes, porque "trabajan" muy relacionados, y muchas veces la función de uno depende totalmente de lo que hizo el otro, o sea, un verdadero trabajo en equipo. Así, por ejemplo, si el ovario no produce óvulos, como verás más adelante, el útero sólo no puede desarrollar un embarazo.

Genitales internos

Entre los órganos internos del aparato reproductor femenino está el útero, que mide entre 7 y 8 *cm* de longitud y 4-5 *cm* de ancho, puede llegar a pesar hasta 100 *g* y se ubica en el centro de la pelvis femenina. Para que te lo imagines mejor, te diré que tiene forma de pera, y que se divide en dos partes: el cuerpo y el cuello.

El cuerpo del útero queda totalmente dentro de la cavidad abdominal, en esa parte que muchas personas le dicen "bajo vientre", mientras que el cuello sobresale hacia la vagina y es la única parte que el médico puede ver cuando hace un examen ginecológico.

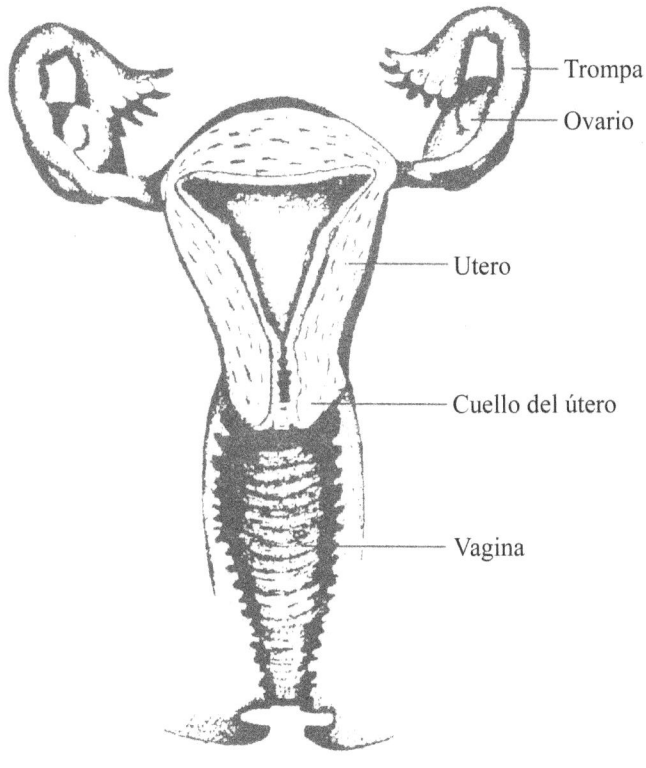

Genitales internos femeninos

El útero es un órgano importante, porque es donde se desarrolla el embarazo, y esa es su función específica en el organismo femenino. Está formado por una masa muscular muy potente, que le permite aumentar muchísimo su tamaño mientras se desarrolla el futuro bebé en su interior, donde se mantiene todo el tiempo que dura el embarazo.

Se puede llegar a "estirar" tanto, que a veces se producen embarazos de gemelos o trillizos, y el útero es capaz de seguir creciendo, para que todos quepan en esa calurosa "vivienda", en la que habitamos unos meses antes de nacer.

Además del útero, allí mismo dentro del abdomen, están los ovarios y las trompas. A diferencia del útero, que es uno solo, tanto los ovarios como las trompas son dobles, situados a cada lado del útero, con el que se comunican directamente.

Los ovarios son más pequeños que el útero, miden entre 3 y 5 *cm* de largo; 1,5 a 3 *cm* de ancho y 0,5 a 1,5 *cm* de espesor, y adoptan una forma parecida a la de un huevo. En su interior se encuentran unas pequeñas estructuras, llamadas folículos, que son los que contienen en su interior al óvulo, célula reproductora femenina.

El óvulo es tan pequeño, que no puede ser observado a simple vista. Para que tengas una idea, les diré que un óvulo es del tamaño, aproximadamente, de la décima parte de un milímetro. ¿Pequeñito, verdad?

Los ovarios son muy importantes para la vida de la mujer, como te dije antes, por las funciones que realizan, las cuales explicaré con más detalles más adelante.

Las trompas, por su parte, son como dos mangueritas, que pueden llegar a alcanzar, las más largas, hasta unos 12 *cm*. No son macizas, porque tienen un canalito interno, en toda su extensión, que las comunica con el cuerpo del útero por un lado, y por el otro con la cavidad abdominal.

Estos son los órganos que están dentro del abdomen. Ahora que los conocen mejor, voy a explicarles algunas cosas sobre los otros, los que se pueden observar con facilidad.

Genitales externos

La vulva se encuentra situada entre el monte de Venus, que es la zona que en estos años se cubrirá de vellos, y el ano. En ambos lados de la vulva, puedes ver unos pliegues, que primero son pequeños y cuando vas creciendo son más gruesos, que se llaman *labios mayores*. Dentro de estos se encuentran otros pliegues, más chicos, que son los *labios menores*. Y quiero detenerme un momentico aquí, para comentarles algo sobre los labios menores. Por su nombre queda claro que son más pequeños que los otros, pero en la práctica puedo decirles que en realidad existen algunas jovencitas que desarrollan mucho los tejidos que conforman estos pliegues y en estos casos suelen sobresalir un poco más de lo usual, aunque en la gran mayoría de las muchachas se mantienen dentro de los límites de la normalidad, de modo que no deben ser causa de alarma para ustedes.

A pesar de esto, con cierta frecuencia recibí en mi consulta pacientes adolescentes —y adultas también— que acudían muy preocupadas por el volumen de sus labios menores y algunas incluso insistían en la realización de procedimientos quirúrgicos para recortarlos, en ocasiones porque les resultaban molestos, según me explicaban, pero en la mayoría de los casos solamente porque los consideraban poco agradables "a la vista".

Independientemente que existen casos excepcionales en los que pudiera considerarse una operación para reducir el tamaño de los labios menores, no es muy recomendable la cirugía en estos casos, porque puede producir molestas retracciones de la piel, que terminarían afectando la anatomía y la sensibilidad de ese tejido.

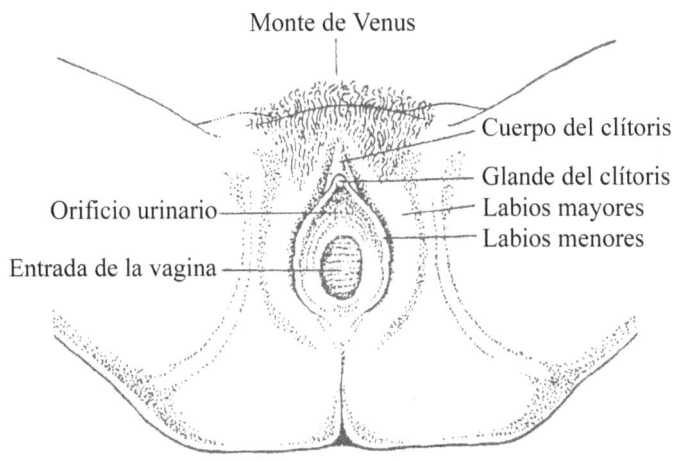

Monte de Venus

Cuerpo del clítoris
Glande del clítoris
Labios mayores
Labios menores

Orificio urinario

Entrada de la vagina

Genitales externos femeninos

En la parte superior de la vulva se unen los labios menores, y justamente en ese lugar se encuentra el *clítoris*, que es aproximadamente del tamaño de la goma de borrar de un lápiz, y muy sensible al tacto. Durante el contacto sexual, el roce de esta zona produce sensaciones muy agradables para la mujer. Por debajo de él, también en el centro, hay un pequeño orificio, llamado orificio uretral externo, a través del cual sale la orina al exterior. No forma parte del aparato genital, pero se los menciono porque está situado en esta zona.

Si se separan los labios, se puede apreciar, justo a la entrada de la vagina, una membrana delgada, llamada *himen*, que puede tener diferentes formas, por lo que adopta diversos nombres como se ve en la siguiente figura. Tiene como mínimo un orificio, pero puede tener varios, y es a través de esos que sale la sangre de la menstruación hacia el exterior.

Es bueno que sepas que el himen no acompañará a las mujeres toda la vida, porque suele desaparecer cuando se inician las relaciones sexuales, aunque, en ocasiones, no desaparece totalmente hasta después del primer parto.

Hace muchos años, la presencia del himen constituía una especie de carta de presentación, para las jóvenes que iban al matrimonio. Eso significaba que eran "vírgenes", o sea, que nunca antes habían realizado el acto sexual.

Todo esto porque en aquellos tiempos se exigía que las mujeres no tuvieran relaciones sexuales hasta después del matrimonio, y las que no lo hacían de esa manera, eran calificadas de mujeres "sin honor". Y hacían muchas cosas que hoy nos cuesta creer, para asegurarse de eso.

En muchos lugares llegaban al extremo de esperar, en la salida de la habitación donde compartían los recién casados, que el hombre mostrara las sábanas, con las manchas de sangre que algunas veces se producían durante el primer contacto sexual, como consecuencia del desgarro del himen.

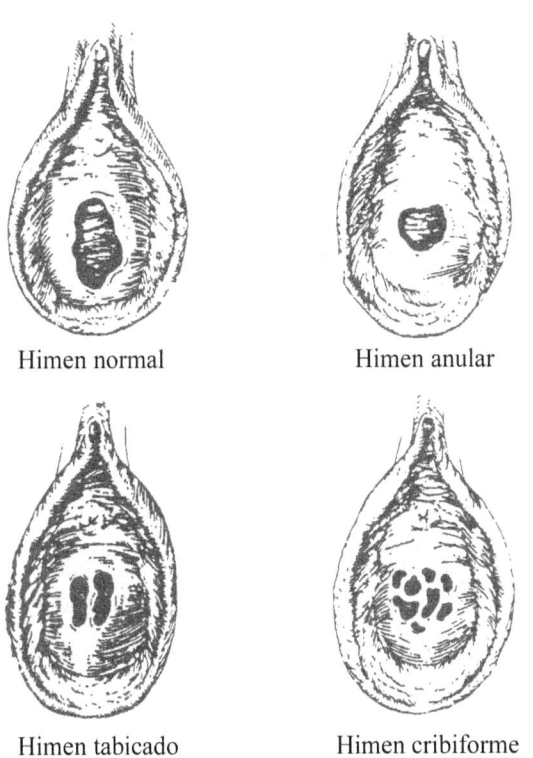

Himen normal   Himen anular

Himen tabicado   Himen cribiforme

Diferentes tipos de himen

Esto es un ejemplo, de tantos que existen, de la discriminación que durante siglos han sufrido las mujeres, porque en ninguna época se ha exigido ningún requisito a los hombres cuando van al matrimonio.

Por suerte, esa manera tan absurda de evaluar el honor de las mujeres ya no tiene sentido, salvo en algunas culturas aisladas, porque en la actualidad en la mayor parte de este mundo civilizado no importa que las muchachas conserven la mal llamada virginidad hasta la fecha del matrimonio. Además, el himen es una membrana que tiene cierta elasticidad, de manera que muchas veces no se produce absolutamente ningún sangramiento al momento del primer contacto sexual. ¡Imagínense lo que les esperaba a las que no mostraban la famosa mancha de sangre en la sábana!

Por fortuna, como les comentaba, esos prejuicios de los abuelos han ido desapareciendo, pero en algunos lugares todavía se sobrevalora de cierta manera el himen, al punto de no permitir el uso de tabletas vaginales ni tampones en adolescentes, hasta que hayan tenido su primera relación sexual. Y es bueno que sepan que la mayoría de las adolescentes, pueden usar tampones durante su período menstrual sin dificultad alguna, aunque no hayan tenido relaciones sexuales; y si padecieran alguna infección vaginal, tampoco tienen impedimento para usar tabletas vaginales como tratamiento, porque la elasticidad del himen lo permite, sin provocar daño alguno, no sólo en adolescentes, sino también en niñas. Durante mi práctica médica personalmente traté muchas adolescentes y niñas con infecciones vaginales repetidas, que lograron curar de manera efectiva sus infecciones con el uso de tabletas vaginales y el problema se resuelve con algo tan sencillo como enseñar a los padres y a las propias niñas a ponérselos de manera adecuada. Y quisiera dejar claro que esto no tiene relación alguna con la supuesta pérdida de la virginidad.

La vagina, por su parte, es larga y húmeda, llega a medir hasta 10 *cm*, con paredes rugosas, que están unidas entre sí, pero son muy elásticas, lo que le permite recibir en su interior al pene durante la relación sexual, y lograr estirarse lo suficiente como para dejar pasar a través de estas al feto en el momento del parto. Esa elasticidad de la vagina permite también al ginecólogo el uso del espéculo para realizar algunos exámenes en la consulta.

Antes de seguir, te voy a explicar qué cosa es un espéculo y para qué se utiliza, porque ese nombre tan raro, como todos los que inventan los médicos, seguramente ni siquiera lo has escuchado y no quiero que te quedes con la duda. Pues el espéculo es un instrumento pequeño, que tiene dos valvas o ramas, que el médico introduce suavemente en la vagina con diversos fines. Con ese tipo de exploración, tan sencilla como te acabo de explicar, se pueden observar el cuello del útero y las paredes de la vagina, y sirve para detectar la presencia de muchas afecciones de esa zona, para introducir y retirar los anticonceptivos que se colocan dentro del útero, y también para realizar la citología orgánica, una prueba muy importante para todas las mujeres durante su vida adulta.

La citología orgánica, más conocida como papanicolau, es un examen muy sencillo, que no duele en lo absoluto, y se realiza para detectar precozmente lesiones malignas del cuello uterino. Es importante que sepas esto, porque con este estudio se descubre tempranamente esta afección, lo que da la posibilidad de curar definitivamente a la paciente con diversos tratamientos, muchas veces, incluso, sin necesidad de tener que llegar a la cirugía.

Si le preguntas a tu mamá, ella te podrá contar sus experiencias sobre este proceder tan sencillo y a la vez tan necesario.

Las mamas

También, en la adolescencia, se produce el crecimiento de las mamas o los pechos, como prefieras llamarlos. Durante toda la niñez no existe ninguna diferencia visible en el cuerpo de los varones cuando lo comparamos con el de las niñas, pero, en la adolescencia, en las muchachas se inicia el desarrollo de las glándulas mamarias, que es como se llaman y, poco a poco, comienzan a cambiar sus características. Muchas veces este es el primer cambio que aprecian las niñas en su cuerpo, incluso antes de que tengan su primera menstruación y se convierte en todo un acontecimiento, porque representa la primera gran modificación del cuerpo de las niñas que se puede apreciar a través de la ropa.

Lo primero que ocurre es el aumento de volumen del pezón y la areola, que es la zona que lo rodea y más adelante se va produciendo, poco a poco, el aumento de volumen de la mama, en la medida que se va desarrollando el tejido graso que la forma, hasta alcanzar su tamaño definitivo, que varía en cada adolescente en dependencia de diversos factores.

Un detalle importante a tener en cuenta es que las mamas a veces no comienzan su desarrollo de manera simultánea, sino que se inicia en una primero y más tarde en la otra. Esto es completamente normal, y si les ocurre no deben preocuparse en lo absoluto por eso.

Con el paso del tiempo, al final de la adolescencia, llegan a tener similar aspecto y tamaño, aunque es relativamente frecuente observar que una mama sea discretamente mayor que la otra, aun cuando esa diferencia muchas veces no se aprecia si no se observa con detenimiento.

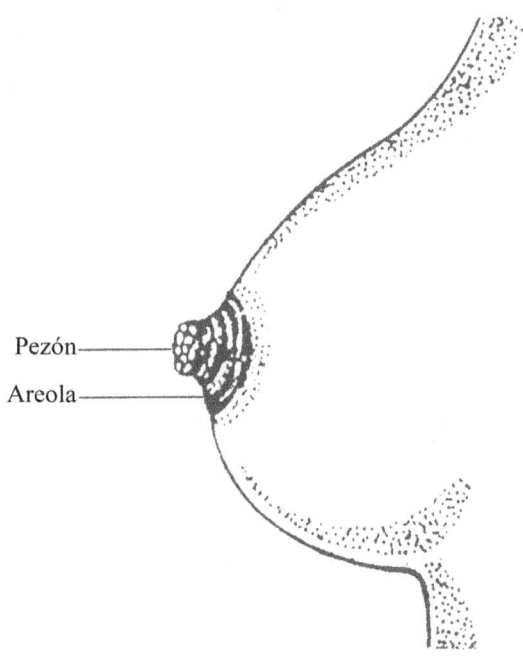

Pezón

Areola

Partes de la mama

Y esto también es normal, así que no deben preocuparse tampoco si les llega a ocurrir a ustedes o a alguna de sus amiguitas.

En algunos casos, cuando está ocurriendo este proceso de crecimiento y desarrollo en las mamas, pueden sentir una molesta sensación, que a veces puede llegar a ser un dolorcito ligero y esto forma parte del proceso fisiológico normal, que habitualmente desaparece en poco tiempo sin tratamiento, por lo que ni siquiera requiere prestarle mucha atención.

Lo otro que quiero comentarles es sobre el tamaño, porque existen mamas de diferentes formas y tamaños, como se deben haber dado cuenta al fijarse en las mujeres que las rodean y estas diferencias tampoco tienen importancia. Esto quiere decir que cuando termine la adolescencia, algunas jovencitas tendrán mamas grandes y voluminosas, que crecerán hacia delante y se mantendrán firmes, otras las tendrán un poco péndulas, o sea, inclinadas hacia abajo y otro grupo las tendrá pequeñas.

Todas estas variantes son normales, y es muy importante que ustedes lo sepan, porque algunas veces existen preocupaciones por el tamaño y la forma de las mamas, y eso no tiene absolutamente ninguna influencia a la hora de lactar al bebé en el momento de la maternidad, porque el mayor o menor crecimiento de las mamas depende de la cantidad de tejido graso que se deposite en estas, y no afecta para nada el tejido glandular, que es el importante para esa función.

Además, el tamaño de las mamas tampoco es importante para las relaciones sexuales, porque las sensaciones de placer que se experimentan con las caricias y el roce con estas, no se relacionan absolutamente para nada con el tamaño ni con su forma.

Aquí lo que importa son las terminaciones nerviosas, que son las que provocan su excitación cuando son estimuladas, y estas tienen la misma capacidad de reacción para todas las variantes que existen, independientemente del tamaño y de la forma que tengan las mamas.

Con esta aclaración, si eres del grupo que tiene mamas pequeñas, ya debes tener una preocupación menos en tu vida. Igual que a algunos de tus amigos les gustarían las gorditas y a otros las flacas, a unos les llamarán la atención las jovencitas con mamas voluminosas, y al resto las muchachas con mamas pequeñas. Con las mamas péndulas sucede otro tanto, porque erróneamente suelen asociarse a la caída fisiológica que ocurre con el paso de los años y sinceramente no hay razón para verlo de esa manera.

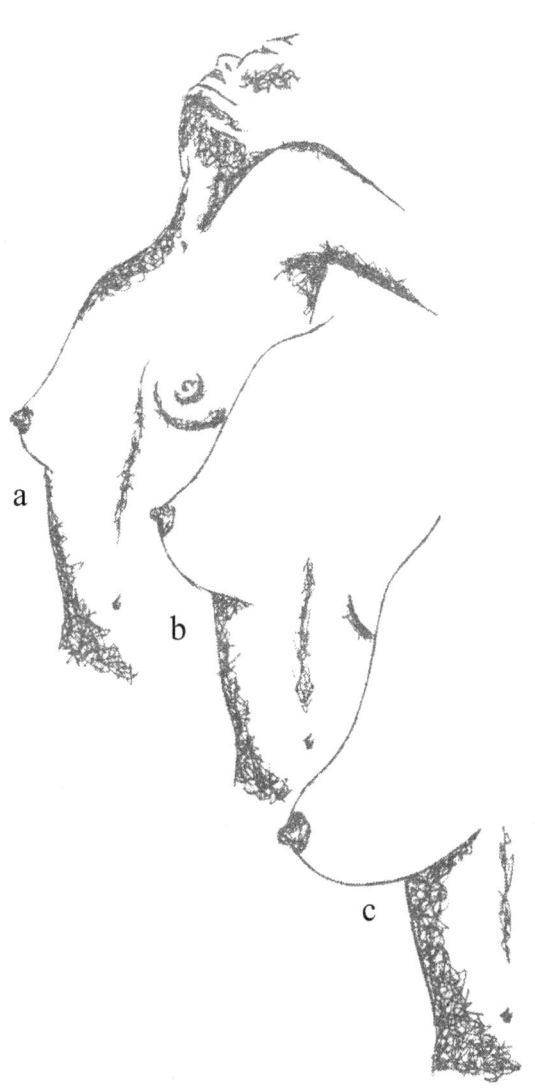

Tipos de mama

Algunas veces las mamas se tornan péndulas desde el inicio de su desarrollo y terminan la adolescencia con esta forma, que también es normal.

Recuerda que los gustos son muy variables, que cambian de persona a persona; por tanto, el tamaño y la forma de tus mamas no debe ser, en lo absoluto, objeto de preocupación en ese sentido.

A pesar de esto, cuando tengas alguna duda en relación con el desarrollo, el volumen o la forma de las mamas, es aconsejable visitar al ginecólogo, que después de hacer un examen físico detallado, es la única persona que podrá dar las orientaciones que correspondan, sin tomar decisiones que más allá de no resolver el supuesto problema, pueden afectar de manera importante la salud. Les digo esto, porque muchas veces la solución que se pretende para las que están inconformes con su volumen mamario es el salón de operaciones: el implante, cuando las mamas son pequeñas o la reducción quirúrgica cuando se consideran excesivamente grandes.

Personalmente no apoyo ninguna de las dos opciones, porque en mi paso por infinidad de salones de operaciones, he tenido que ver complicaciones que se pudieran haber evitado obviando la cirugía, de modo que mi consejo es que vayan al salón de operaciones solamente cuando sea estrictamente imprescindible. Lo otro es perder el tiempo y arriesgar de manera absurda la salud. Y para las que tienen las mamas tan pequeñas que quieren experimentar con tratamientos hormonales, también les digo que no es aconsejable, porque hasta el momento ningún tratamiento ha demostrado ser efectivo para lograr el aumento deseado.

El escaso desarrollo mamario está asociado a una pobre actividad de los receptores de estrógenos que tienen las mamas, que son los que tienen que ver con la efectividad de las hormonas que produce el organismo para ese fin y no se relacionan con un defecto en la cantidad que se producen, de manera que el suministro de estrógenos, que es lo que a veces usan erróneamente las muchachitas para eso, no logrará que aumente su volumen y por tanto, debe evitarse su utilización, porque tiene riesgos importantes para la salud.

Ya he mencionado algunas cuestiones interesantes sobre el crecimiento y desarrollo mamario en este capítulo, pero no voy a terminar sin mencionar un aspecto de tremendísima importancia: el auto examen de mamas.

En el sexo femenino, las enfermedades relacionadas con las mamas son relativamente frecuentes, e incluyen desde las malformaciones congénitas, o sea, las que ocurren desde el nacimiento, tumores de diversos orígenes, hasta la más preocupante de todas, el cáncer de mama, que diariamente cobra miles de vidas de mujeres de todas las edades.

Todas las jóvenes deben saber cómo se realiza este auto examen, para lo cual deben visitar, en la primera oportunidad, a su médico de cabecera o al especialista en ginecología, que gustosamente les explicarán.

Cuando las mujeres acostumbran a realizarse el auto examen de las mamas mensualmente, será bien difícil que no encuentren cualquier irregularidad que se pueda presentar, ya sea una masa dolorosa, un endurecimiento, una simple "pelotita" o alguna alteración de la piel.

Con este simple examen, las mujeres pueden descubrir las más mínimas alteraciones que pueden aparecer; a pesar de eso, todavía existen algunas que no quieren hacerse el auto examen, y otras que cuando encuentran alguna anormalidad, pues se niegan a visitar al médico por temor a las agresivas operaciones que antes se realizaban. Esto es un error, porque mientras más rápidamente se detecte una alteración de este tipo, más posibilidades de curación definitiva existen y precisamente esta rápida acción probablemente pueda evitar una operación mutilante —que se realizaban con mucha más frecuencia en años anteriores— o cuando menos se acompaña de una cirugía reconstructiva con implante de mamas para mantener la estética de la mujer.

Es verdad que el cáncer de mama sigue siendo frecuente en las mujeres, pero también es verdad que si se realiza mensualmente el auto examen y, ante la más mínima alteración, se consulta a los especialistas, los resultados serán mucho mejores, y la muerte por esta causa será vencida.

Por suerte, en los años de la adolescencia, el cáncer de mamas es realmente una rareza. En esta época de la vida son más frecuentes las enfermedades benignas —que también se pueden descubrir generalmente con el simple examen de las mamas— y que se tratan con éxito cuando se diagnostican.

Puede parecer, como te dije, una pelotita dura en una mama, que no duele, y se puede mover fácilmente cuando la tocas. Esto es una característica de los nódulos benignos, que representan, aproximadamente, el 95 % de todas las tumoraciones de mama que se extirpan en la adolescencia. Se operan haciendo una pequeña incisión en la mama afectada, se saca el nódulo y ahí mismo se terminó el problema.

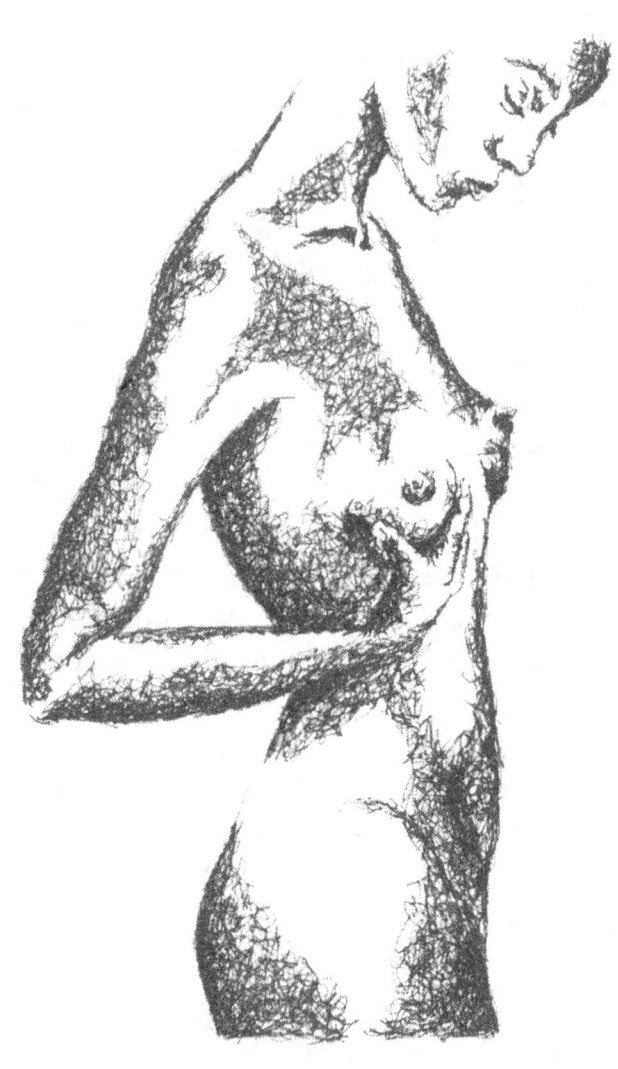

Autoexamen de mama

Otras veces, en lugar de encontrar un nódulo, sentirás molestias en las mamas, que pueden llegar a convertirse en episodios dolorosos, algunas veces en el momento de la menstruación y en estos casos la causa está relacionada con los cambios normales de los niveles hormonales. Generalmente, estas molestias son temporales, tienen que ver con el desarrollo mamario, y no requieren tratamiento médico.

De cualquier manera, cuando tengas alguna preocupación relacionada con las mamas, ya sea por el tamaño, por dolor, o por cualquier otra causa, siempre debes acudir al ginecólogo, que te examinará y te orientará qué hacer.

El aparato genital masculino

Los órganos del aparato reproductor masculino también se dividen en externos e internos, de acuerdo con su localización, y su adecuado funcionamiento es imprescindible para la vida reproductiva de los hombres.

Genitales externos

El pene es un órgano que está constituido por unas estructuras en forma de cilindro, como puedes ver en la siguiente ilustración: son los cuerpos cavernosos; que se ubican en la parte superior, uno al lado del otro, y por debajo de estos, el cuerpo esponjoso.

Los cuerpos cavernosos abarcan al pene en toda su extensión y, por cada uno de ellos pasa una importante arteria que los llena de sangre.

Cuando se produce la excitación sexual, estas arterias aumentan el volumen de sangre en el interior de los cuerpos cavernosos, y esto es, en esencia, lo que contribuye con el mecanismo de erección del pene, así como del incremento de sus dimensiones en esta fase, porque el pene aumenta de tamaño en el momento de la erección.

En el extremo anterior del pene está el *glande o cabeza*, que es una zona muy sensible al tacto, por las terminaciones nerviosas que lo componen, de manera que durante la actividad sexual su roce desencadena agradables sensaciones.

La piel que recubre el glande se llama *prepucio* y es retráctil, o sea, que se puede correr hacia atrás con la mano, dejando descubierto al glande. Lo normal es que el prepucio se pueda deslizar sin dificultad, sin embargo, en algunas ocasiones esto resulta doloroso y no se puede retraer totalmente, y entonces es necesaria la realización de una sencilla intervención quirúrgica, llamada *circuncisión*, que consiste en la extirpación del prepucio.

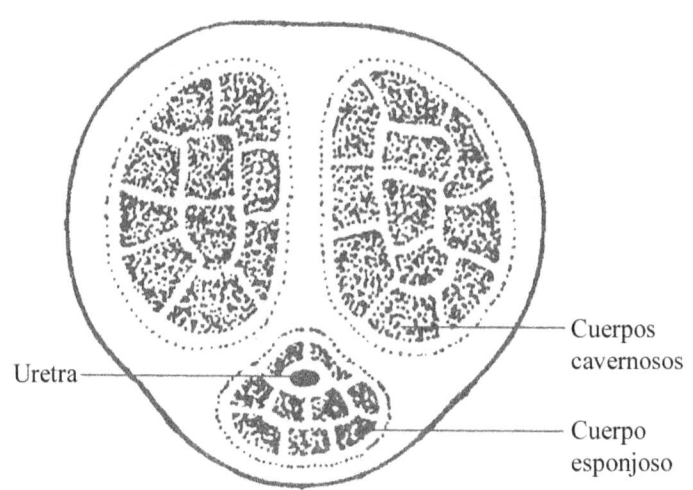

Uretra

Cuerpos cavernosos

Cuerpo esponjoso

Corte transversal del pene

La *fimosis*, que es el nombre científico de esta afección, se puede producir a causa de una estrechez del orificio del prepucio, que se diagnostica con relativa frecuencia en la niñez, aunque otras veces se presenta en hombres adultos, como consecuencia de infecciones locales, por la acumulación de las secreciones normales que se producen en esa zona, entre el glande y el prepucio. Fíjate que te estoy hablando con los mismos términos que usamos los médicos, pero es la mejor manera de que entiendas bien todo esto que te cuento, porque si en lugar de decirte el prepucio te digo "el pellejito", como muchas veces le dicen, pues tal vez no les suene muy seria mi explicación.

Esta infección causa irritación e inflamación local, y no sólo puede provocar la fimosis, sino que favorece la aparición, en años posteriores, del cáncer de pene, o sea, que la higiene de los genitales es muy importante para evitar estas complicaciones.

Es bueno que sepas que la circuncisión no se realiza sólo cuando hay fimosis, porque hay países en los que se realiza la extirpación quirúrgica del prepucio de forma masiva, por diversas razones, fundamentalmente culturales o religiosas, así que si ya te la hicieron, o has visto a algún amiguito que se la hayan hecho, eso no significa necesariamente que haya tenido fimosis.

Otro aspecto importante en la anatomía del pene es su apariencia externa. Dos sexólogos muy conocidos, Masters y Johnson, escribieron un libro llamado *La sexualidad humana* y en uno de sus capítulos dicen "...en el terreno de la fantasía sólo existen tres clases de pene: grandes, enormes y descomunales, tanto que no pasan por la puerta..." y es que hay toda una leyenda que relaciona la potencia sexual con el tamaño del pene y les puedo decir que no hay nada más lejos de la realidad.

Como señalé en otro epígrafe, si te fijas en tus compañeros de aula, comprobarás que todos tienen diferente estatura, y verás algunos gordos y otros flacos. Pues bien, con el tamaño del pene sucede exactamente lo mismo: algunos tendrán dimensiones mayores que otros, pero con una particularidad que los diferencia, y es que en el momento de la excitación sexual, los penes más pequeños pueden llegar incluso a duplicar su tamaño, mientras que los más grandes apenas incrementan su longitud cuando están en erección, de manera que los jóvenes no deben preocuparse en lo absoluto por el tamaño del pene. Además, la vagina, como te expliqué anteriormente, tiene sus paredes unidas y cuando el pene se introduce, se adapta a cualquier tamaño, sin que esto provoque dificultad alguna en las sensaciones de placer que experimenta la pareja durante la relación coital.

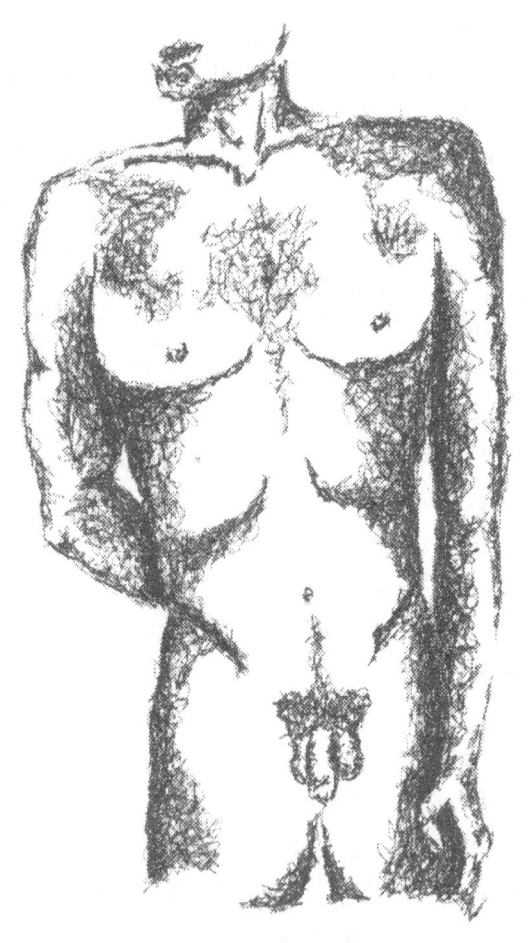

Además del pene, ahí mismo, afuera, también puedes ver el escroto, que es como una bolsa, en cuyo interior se encuentran los testículos. La piel del escroto es arrugada y más oscura que la del abdomen y es menos sensible que el glande, aunque su tocamiento también puede producir sensaciones de placer durante el intercambio de caricias.

Por último, también está la uretra, o sea, el conducto por donde sale el semen y la orina, que tiene una longitud aproximada entre 20 y 23 *cm*. Se inicia en la vejiga, atraviesa la próstata y continúa hasta el pene, terminando su extenso recorrido en el glande, donde puedes apreciar el orificio uretral externo, que es el huequito que todos vemos en la cabeza del pene.

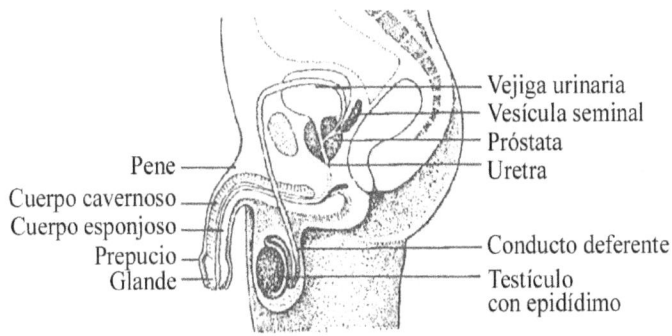

Corte transversal de los genitales masculinos

En el varón, la uretra sí es importante para la función reproductiva, porque además de ser el conducto por donde se excreta la orina, como les dije, también a través de esta salen los espermatozoides al exterior.

Y ahora seguramente te estás preguntando si un día puede ocurrir que salgan los espermatozoides y la orina al mismo tiempo, a través de la uretra: pues bien, la respuesta a esta pregunta es no.

Recuerda que el organismo humano es una "maquinaria" casi perfecta —más que las computadoras modernas— y cuando se va a producir la eyaculación, automáticamente se cierra el extremo que da salida a la orina, para que los espermatozoides no pasen hacia la vejiga, ni la orina hacia la uretra.

Genitales internos

Entre los órganos que "no se ven" desde afuera están los *testículos*, que son dos glándulas cuyo tamaño aproximado en los adultos es aproximadamente 4 *cm* de largo, 3 *cm* de ancho y 2 *cm* de espesor. Son importantísimos para el desarrollo y la vida reproductiva de los varones, porque tienen que ver con la producción de hormonas masculinas y con el desarrollo de los espermatozoides. En los testículos se producen andrógenos que, en este caso, son los responsables principales de los cambios que ocurren en el aparato genital de los varones, cuyo resultado final es el crecimiento de volumen del escroto y los testículos.

La testosterona es la hormona que se responsabiliza con estas modificaciones que diferencian al varón de las hembras, provocando un agrandamiento de la laringe, uno de los órganos de la respiración, que lleva al cambio de "voz de niño a voz de hombre", además de tener un efecto importante en el desarrollo de los músculos, entre otras importantes funciones.

La producción de espermatozoides, por su parte, comienza también en la pubertad, y una vez que se inicia no descansa, calculando que se generan miles de millones de espermatozoides cada año. Este proceso tiene lugar en unas cuantas pequeñas estructuras que los médicos han llamado con uno de esos raros nombres que le han puesto a las partes de nuestro cuerpo: *túbulos seminíferos*.

Internamente, también se encuentra una estructura alargada, estrecha, llamada epidídimo, que se extiende a todo lo largo del borde posterior de cada testículo, al que se conecta por un extremo, y se comunica con el conducto deferente por el otro.

Estos conductos deferentes pueden alcanzar hasta 50 *cm* de longitud, y se dirigen hacia arriba, hasta llegar a la parte superior de la uretra, en cuya entrada hay otras dos estructuras: las vesículas seminales y la próstata.

Las vesículas seminales son dos, se ubican por encima de la próstata y cada una se une a su correspondiente conducto deferente, formando el conducto eyaculador, por el que viajan los espermatozoides en su camino al exterior. Ya les estoy complicando un poco el recorrido de los genitales masculinos, pero si se fijan en las ilustraciones les resultará mucho más fácil ubicarlo todo.

La próstata por su parte, es un órgano situado inmediatamente por debajo de la vejiga, con un peso aproximado de 20 *g*. Por su interior transcurre también otra porción de la uretra, que como te dije, es bien larga. Por debajo de la próstata, se localizan unas pequeñas glándulas, que durante la excitación sexual, justo antes de la eyaculación, segregan unas gotas de fluido que sirven para eliminar de la uretra los restos ácidos de la orina, para que no se dañen los espermatozoides que, como te expliqué, viajan a través de la uretra, igual que la orina. Esta secreción sale por el orificio externo del pene, y a pesar de que no es todavía la eyaculación, suele contener una pequeña cantidad de espermatozoides. Esto es muy importante que lo conozcan, porque es una de las causas de falla, cuando se utiliza el método del coito interrumpido, como medio de protección anticonceptiva. Cuando hablemos de los diferentes métodos anticonceptivos les voy a explicar en qué consiste esta variante.

Estas son, en síntesis, las estructuras que conforman el aparato genital masculino.

¿Por qué se producen los cambios?

El funcionamiento de los diferentes órganos que componen nuestro cuerpo, depende de un complejo mecanismo de sucesiones, y todos son dirigidos, como les comenté al inicio del libro, por el cerebro.

En el cerebro se encuentra ubicada una pequeña glándula llamada hipófisis, que dirige y controla el funcionamiento de otras glándulas, entre las que están las gónadas, es decir, los ovarios y los testículos.

Pues en la hipófisis femenina se produce una hormona, que es transportada a través de la sangre por el interior del organismo, y esta provoca, a su vez, la secreción hormonal que se produce en los ovarios.

De los órganos del sistema reproductor femenino, por tanto, los ovarios son los que más "trabajan", porque desde muy temprano el cerebro les da orden de producir hormonas, en este caso son los llamados estrógenos, que influyen de una u otra manera en casi todo el organismo femenino, o sea, que a pesar de que su principal fuente de producción son precisamente los ovarios, estas hormonas también tienen mucha relación con el desarrollo de otros órganos que nada tienen que ver con el sistema reproductor.

En resumen, podemos decir que esta secreción hormonal es la máxima responsable del desarrollo de los llamados *caracteres sexuales femeninos*.

O sea, que gracias al trabajo directo o indirecto de estas hormonas y de otras no menos importantes, en los años de la adolescencia, las jóvenes tendrán cambios en la voz, que será más aguda, las caderas serán más anchas y los glúteos más voluminosos.

En el aparato genital femenino, los estrógenos estimulan el desarrollo de todos sus órganos, con el objetivo de que completen su formación. También serán responsables del crecimiento y desarrollo de las mamas, y las preparará con la ayuda de otra hormona, para la lactancia.

En el caso de los varones, también existe un estímulo hormonal a partir de esa pequeña estructura que les dije es la hipófisis, llevando el mensaje a los testículos, que son los principales responsables de estos cambios gracias a la progresiva síntesis de andrógenos, que viene siendo el similar de los estrógenos en los varones. Como resultado de la secreción hormonal de los testículos, en unos pocos años se producirán las modificaciones necesarias en el aparato genital, con el objetivo de prepararlo para la función reproductora, además de los cambios externos que ya les mencioné.

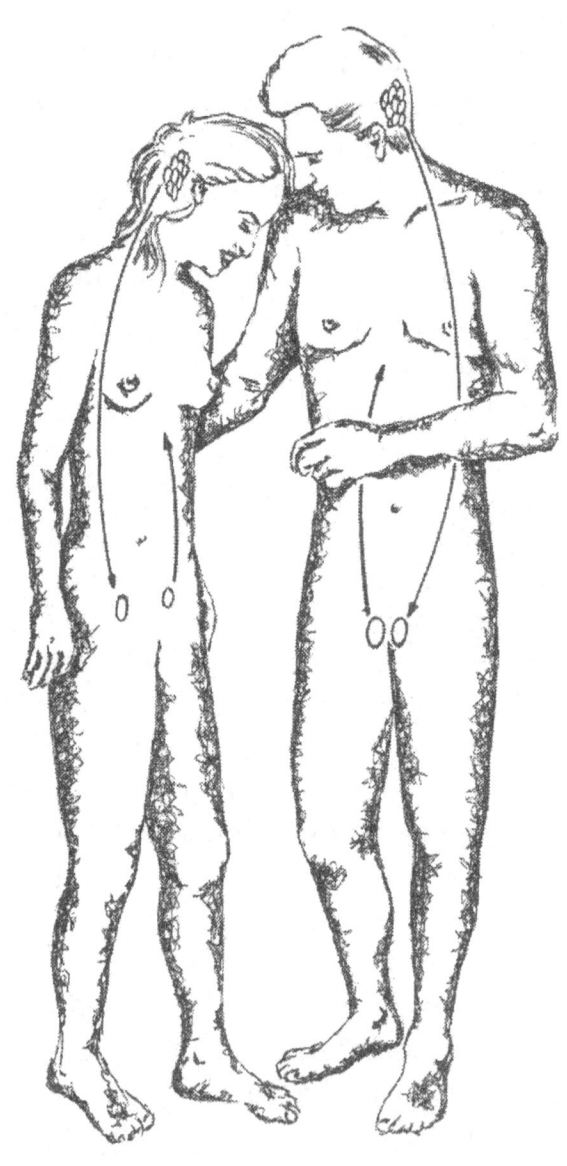

Otros cambios

Paralelamente a la acción de estas hormonas, existen otras que son capaces de contribuir a los cambios generales que se producen en el organismo durante la adolescencia, porque en esta etapa ocurren cambios en todo el organismo, y no solamente en el aparato reproductor. El problema es que son tan vertiginosas y llamativas las modificaciones que tienen lugar en la esfera genital que, a veces, pensamos que estos cambios son los únicos importantes que ocurren en la adolescencia. ¡Nada de eso!

La hormona del crecimiento, por ejemplo, que también es producida por la hipófisis, tiene un papel determinante en la talla final que tendrán ustedes cuando sean adultos. Durante la adolescencia se produce el conocido "estirón", gracias al cual crecemos con más rapidez que en la niñez. En las muchachas suele ocurrir entre los 11 y 12 años, mientras que en los varones se inicia entre los 12 y 15 años, lo que explica que muchas veces las muchachas sean más altas que los varones en esas edades; pero a partir de los 14 años, aproximadamente, el varón crece más que la muchacha y termina con una talla promedio que la supera en 12-13 *cm* al final de la adolescencia.

Pero recuerda que todos estos datos numéricos que yo les doy aquí son solamente aproximados, precisamente porque los elementos que influyen en este proceso son tantos, que muchas veces es difícil predecir el ritmo de crecimiento de cada uno de nosotros.

De cualquier manera, la carga de "trabajo" del organismo es bien grande. Imagínate entonces cómo tienen que trabajar los diferentes órganos del cuerpo, una vez que se produce este estirón. No es igual para el corazón, por ejemplo, bombear sangre para irrigar el pequeño cuerpo de un niño que el de un adolescente, que tiene el doble de su tamaño y, por supuesto, pesa más. Y este desarrollo se produce en todo el cuerpo.

La mayoría de los cambios que se experimentan durante la adolescencia, son bien recibidos por los jóvenes, porque significan que se van convirtiendo, "de pronto", en hombres y mujeres y esos los hace felices, porque todos queremos ser "grandes". Pero, en la pubertad, algunas veces se producen otras modificaciones transitorias, que no son esperadas por los jóvenes y les resultan desagradables, porque a veces dan lugar a situaciones conflictivas, por complejos que no tienen fundamento alguno, pero son muy molestos para los que se ven involucrados en ellos. Entre estos fenómenos no deseados están, por ejemplo, el *acné* y el *bocio*, grandes enemigos de los adolescentes.

El acné es una infección inflamatoria de la piel, que se produce por la conjugación de factores hormonales y genéticos, y que aparece, con mayor o menor intensidad, hasta en 80-90 % de los adolescentes. Se caracteriza por la presencia de lesiones en la piel, por acumulación excesiva de grasa y obstrucción de los pequeños conductos de excreción, casi siempre en las mejillas, aunque se puede ver, en menor número de casos, en la frente, la barbilla, el cuello y el pecho. Por suerte, el acné es algo temporal y suele desaparecer espontáneamente al final de la adolescencia, aunque en algunos muchachos se mantiene durante un tiempo más prolongado, y en otros incluso puede llegar a provocar la aparición de infecciones locales que requieren atención médica. Aun cuando las causas que lo provocan sean similares, es importante ir a ver al médico para poder recibir instrucciones sobre lo que se debe hacer para erradicarlo, ya que la manera de tratarlo puede variar en los dos sexos, incluso entre adolescentes del mismo sexo. Creo que es importante que sepan esto, porque siempre debe ser el médico quien los oriente acerca de cómo resolver adecuadamente su problema, sin caer en los riesgos que lleva el uso de medicamentos sin una orientación especializada, que además de no resolver nada en muchos casos, les hará perder tiempo, dinero y encima les puede traer desagradables consecuencias.

En el caso del bocio, debes saber que durante la adolescencia se puede producir un incremento del tamaño de la glándula tiroidea, la que está exactamente en la parte anterior del cuello, como consecuencia del exceso de actividad a que se ve sometida durante los años de la pubertad y ciertamente es más frecuente en las muchachas que en los varones. En los adolescentes con bocio se puede ver un aumento de volumen en la parte anterior del cuello, que no solo es visible, sino también se puede delimitar tocándolo y generalmente, no tiene ninguna implicación para la salud, porque usualmente desaparece de manera espontánea al final de la adolescencia. De cualquier manera, cuando esto ocurra, es recomendable la visita al médico, para tener la seguridad de que se trata de un bocio puberal, que es como se llama este que les mencioné, o si es de alguna otra causa, que entonces sí debe ser estudiado y tratado. Esto es importante, porque a veces la causa del bocio es otra y de no ser descubierta y atendida a tiempo puede resultar riesgoso para la salud.

Además de todos estos cambios que les he mencionado hasta el momento, en la adolescencia se producen dos acontecimientos muy importantes, que marcan pautas en el proceso de maduración sexual de los seres humanos: la menstruación en las muchachas y la eyaculación en los varones. A estos interesantes procesos van dirigidos los epígrafes que siguen.

La menstruación

Durante muchos años, la menstruación fue un tema "prohibido". Sencillamente no se hablaba de eso. Por esta razón, las adolescentes tenían su *menarquia* (nombre que se le da a la primera menstruación) sin tener la más mínima idea de lo que estaba pasando en su cuerpo.

Si conversas con tu madre y tus abuelas, podrás comprobar lo que estoy contando, porque muchas de ellas se asustaron ante la aparición del sangrado menstrual, pensando que tenían una herida o que presentaban alguna enfermedad inexplicable, hasta que alguien les dijo que "eso" era "el período" o "la regla", y así, sin más información, esperaban cada mes su menstruación.

Afortunadamente, con el paso del tiempo, se ha ido modificando esta manera equivocada de actuar, y hoy es bien difícil que una jovencita llegue a ese momento de su vida sin un mínimo de información, a pesar de que todavía nos encontramos con algunas familias que prefieren seguir actuando a la antigua y lo que ocurre entonces es que las muchachas se enteran de lo que quieren o necesitan saber a través de sus amistades de la escuela.

La primera menstruación es un acontecimiento muy importante en la vida de las adolescentes, pues siempre llega acompañada de muchas interrogantes. Entonces, ¿qué es la menstruación? ¿cómo se produce?

Durante la adolescencia, los órganos del sistema reproductor se van preparando para el futuro, para cuando llegue el momento de tener hijos. Y en el caso de las muchachas, el establecimiento del ciclo menstrual es una señal que indica el buen desarrollo del aparato genital femenino.

El cerebro —nuevamente el cerebro—, comienza a dar nuevas órdenes para que los órganos internos del aparato reproductor femenino comiencen a funcionar. En este sentido, el primer paso que da es poner a trabajar algunas hormonas que tienen que ver con esta área del cuerpo, estimulando el trabajo de los ovarios, con el objetivo de que comience a madurar uno de los folículos que tiene guardados, para que pueda ser liberado el óvulo que este tiene adentro.

De manera simultánea, las trompas son puestas en "estado de alerta", para atraer al óvulo cuando sea liberado por el folículo y llevarlo a su interior, donde debe esperar la llegada del espermatozoide (célula reproductora masculina) con el objetivo de que se produzca la fecundación.

Una vez que se ha producido la fecundación, que tiene lugar, como pudieron ver, en el interior de la trompa, el cerebro sigue emitiendo señales, en este caso al útero, que debe preparar condiciones para recibir al óvulo previamente fecundado por el espermatozoide, porque está claro que el embarazo no puede desarrollarse en el interior de la trompa, que es bien estrecha, de modo que el lugar destinado para ese fin es el útero, por su gran capacidad de agrandarse, como les expliqué anteriormente.

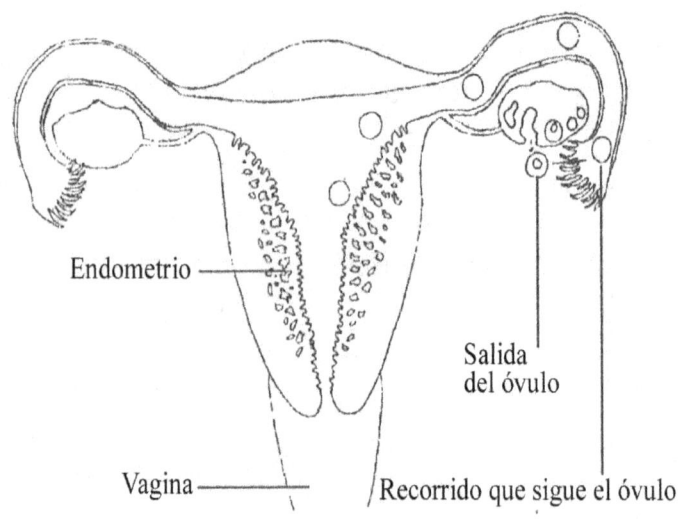

Endometrio

Salida del óvulo

Vagina

Recorrido que sigue el óvulo

Pero son tantas cosas, que lo primero que nos viene a la mente es una pregunta: ¿cómo se las arreglarán para hacer todo esto? Pues, primero, se rompe el folículo en uno de los ovarios, y del interior de ese folículo sale el óvulo. En ese momento es cuando la trompa lo atrae, como si fuera un imán, y lo transporta por su canal interior y una vez que lo tiene aquí lo detiene y lo hace esperar un tiempo. Pero ¿esperar qué cosa en un lugar tan estrecho? El problema es que con el óvulo no es suficiente para que se produzca un embarazo, y como el objetivo final de todo este proceso, como ya saben, es la reproducción, pues debe esperar tranquilamente el encuentro con el espermatozoide, para que se produzca la fecundación.

¿Cómo llegan los espermatozoides hasta allá arriba? Durante la relación sexual con introducción del pene en la vagina, el semen (fluido que contiene a los espermatozoides) es depositado en la vagina, cerca de la entrada del cuello del útero, o sea, que estos tienen que realizar un largo recorrido para lograr alcanzar al óvulo y poder fecundarlo, pero eso, que realmente nos parece muy complicado a todos, los espermatozoides lo resuelven fácilmente, gracias a la gran movilidad que tienen.

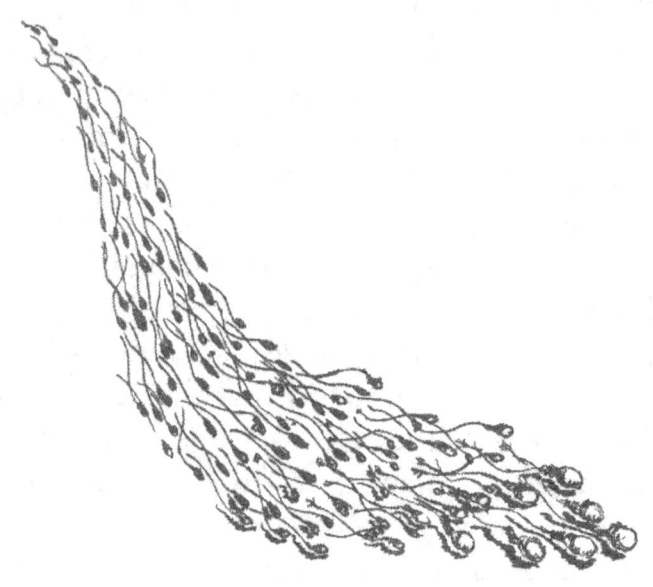

Espermatozoides

Claro que esta no es época de embarazos, y como eso "lo saben" los ovarios, algunas veces ni siquiera dejan que se rompan los folículos, entonces las adolescentes pasan varios meses sin ovulación, que es como se llama este proceso.

El embarazo es para cuando sean adultos, porque durante la adolescencia, como verán más adelante, el embarazo tiene muchísimos riesgos.

Una vez que se produce la ovulación, los estrógenos, a los que une en estos momentos otra hormona llamada *progesterona*, se encargan de preparar condiciones en el útero para recibir al óvulo, fecundado o sin fecundar, dando lugar a la formación de una capa bien gruesa, que se apoya en la pared interior del útero, llamada *endometrio*.

Si el óvulo es fecundado, como ocurrirá cuando decidan planificar hijos, entonces comenzará a desarrollarse el embarazo dentro del útero; pero en caso de que no haya fecundación, el óvulo se desprende junto con la capa gruesa que ya se había formado, y salen al exterior a través de la vagina. Esto es lo que llamamos *menstruación*. A partir de ese momento, el cerebro ordena nuevamente la maduración del folículo, y se repite una y otra vez el ciclo, observando la aparición de la menstruación todos los meses. Sin embargo, cuando se produce un embarazo, desaparecen las menstruaciones hasta después del parto.

La razón por la cual ocurre esto es precisamente lo que les expliqué, que la menstruación es el desprendimiento de la capa endometrial que se forma en las segunda mitad del ciclo menstrual, producto de la influencia de las hormonas, con protagonismo para los estrógenos y la progesterona; o sea, que si se comenzó a formar un embarazo, ni se desprende la capa endometrial mencionada, ni se regenera al mes siguiente y por tanto, no hay sangramiento.

A pesar de esto, en algunas ocasiones se pueden ver durante el embarazo unas manchitas de sangre, sobre todo en los primeras semanas, que con frecuencia es confundido con una menstruación "diferente" a las demás, y es la llamada hemorragia de implantación.

Esta suele ser de escasa cantidad y duración mucho más corta que el sangrado menstrual habitual, aunque puede verse cierta abundancia y en estos casos es verdaderamente confuso poder precisar si se trata de una menstruación o del evento que mencionamos. Por otro lado, aunque lo usual es que ocurra solamente al inicio, algunas gestantes refieren que estuvieron "menstruando" durante varios meses de su embarazo.

Hasta donde se sabe en la actualidad, menstruación y embarazo son términos incompatibles, o sea, que si hay menstruación no hay embarazo y viceversa, pero como la ciencia a veces es caprichosa, nadie sabe si mañana tendremos que darle la razón a esas tantas pacientes que nos insisten en haber menstruado durante su gestación, mientras nosotros, escudados en el conocimiento científico actual, les discutíamos enfáticamente que eso no era posible. Más allá de esta discusión, casi filosófica, la llegada de la menstruación ciertamente le trae muchas interrogantes a las adolescentes.

Preguntas habituales

¿A qué edad comienza? ¿Cuántos días debe durar? ¿Cada qué tiempo debe ocurrir? ¿Cómo actuar en esos días? ¿Acaso duele?

¡Cuántas preguntas! El problema es que en los años anteriores a la adolescencia no se producen grandes cambios, excepto el hecho de crecer y crecer, pero de pronto aparecen tantas cosas juntas, que casi ni da tiempo a reaccionar. Yo los voy a ayudar a responder estas y otras inquietudes que usualmente tienen las jóvenes en esta etapa.

La primera menstruación, por ejemplo, puede aparecer tan temprano como a los 9 años, o demorarse hasta los 16, lo que depende de muchos factores y en cualquier caso es normal mientras aparezca en este amplio rango de edades.

Cuando el primer sangrado ocurre antes de los 9 años, siempre deben hacerse estudios para investigar las causas, que pueden ser tan sencillas de investigar y también de resolver, como traumas ligeros o algunas infecciones hasta otras, que son teóricamente más complicadas, casi siempre asociadas a trastornos en la producción o el funcionamiento de las hormonas, que puede ser causado por varios mecanismos, pero todos giran alrededor de una estimulación hormonal inadecuada de los órganos responsables del inicio y establecimiento del ciclo menstrual y estos casos siempre deben ser atendidos por el ginecólogo. Cuando la menstruación aparece antes de los 9 años, en lenguaje médico se llama menarquia precoz o prematura.

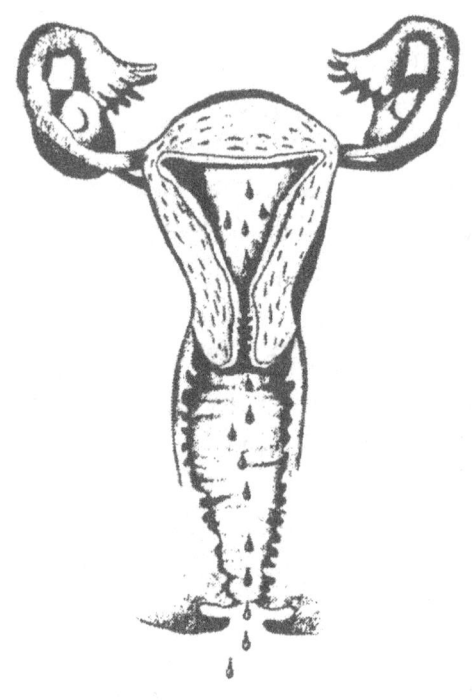

Pero si se atrasa la aparición de la menstruación hasta los 16 años, esto también debe motivar una visita al médico, porque a esta edad ya no hay razón fisiológica para que no aparezca el primer sangrado y no se debe retrasar el estudio de las causas, para poder recibir un tratamiento adecuado. Claro que hay algunos diagnósticos un poco complicados, pero si estás en ese caso no te asustes, porque algunas veces basta con un sencillo tratamiento para resolver definitivamente esta situación.

La menstruación normal, de acuerdo a múltiples investigaciones, realizadas en diferentes poblaciones de varios países, debe durar entre 2 y 8 días y la cantidad es muy variable, desde apenas unas manchitas diarias, hasta un patrón de sangrado abundante. Y es bueno que sepan que es tan normal el sangramiento escaso como el abundante, a menos que sea muy exagerado y en ese caso incluso puedes necesitar la valoración de un ginecólogo.

¿Al ginecólogo? Pues, claro que sí. El ginecólogo no existe sólo para atender a las mujeres adultas. También las niñas y las adolescentes pueden tener problemas relacionados con el sistema reproductor, y el ginecólogo es el especialista indicado para atenderlas, así que no dudes en ir a la consulta.

Pero, vuelvo a la menstruación. Si vas al diccionario, verás que la menstruación viene de menstruar, menstruar de menstruo y menstruo se deriva del latín *menstruus*, que quiere decir mensual. O sea, que es un proceso cíclico que se repite, aproximadamente, cada 28 días. Desde luego, no ocurre así en todas las mujeres. Algunas tendrán ciclos cortos, menstruando cada 24 días; y otras ciclos largos, con menstruaciones cada 32 días, y toda esta variación es normal.

En las adolescentes, incluso, pueden presentarse menstruaciones más espaciadas y pasar alguno que otro mes sin menstruar. Esto no debe ser motivo de preocupación, porque en los dos o tres primeros años, después de la aparición de la primera menstruación, el organismo va "ajustando" esa parte de su compleja maquinaria, hasta lograr que el ciclo menstrual quede bien establecido y para entonces las menstruaciones deben ser "regulares", ocurriendo cada mes.

Y como algunas veces no saben cuándo comenzará la menstruación, es recomendable que las jóvenes lleven siempre, en su mochila, almohadillas sanitarias, para que no las sorprenda y terminen con la ropa manchada de sangre.

Otra cosa que deben conocer sobre la menstruación es que en algunas ocasiones puede aparecer una ligera molestia en la parte baja de la barriga, aunque es justo decir que la mayoría de las veces la sangre fluye durante todo el tiempo que dura la menstruación sin provocar ninguna alteración, precisamente porque es un mecanismo normal del organismo femenino. Pero ocasionalmente los dolores llegan a ser fuertes y se repiten todos los meses, y en estos casos deben asistir a la consulta del ginecólogo, preferiblemente el que está especializado en atención de adolescentes, para que les pueda dar las orientaciones correspondientes.

Esto que les explico es muy importante porque, a veces, las madres y las abuelas le dicen a las adolescentes que esos dolores son "normales", porque ellas también los padecieron en su momento, y no las llevan a ver al ginecólogo. Es bueno que sepas que ningún dolor es normal y, en algunos casos, la falta de tratamiento oportuno puede provocar diversos trastornos en la salud sexual y reproductiva de las jóvenes, desde los menos complejos hasta las indeseadas dificultades para tener hijos cuando así lo decidan. Por eso, ante dolores crónicos que se relacionen con el período menstrual, aunque no los consideren intensos, no dejen de buscar la orientación especializada.

¿Y la higiene?

A pesar de que la menstruación es un proceso absolutamente normal, es muy importante mantener una higiene adecuada durante los días que dure el sangramiento. De hecho, esta es la única modificación que deben hacer las adolescentes (y las adultas también, por supuesto) en sus hábitos durante estos días.

Cuando no hay menstruación, es suficiente el aseo a la hora de levantarte y a la hora del baño, porque si exageras en esto, sin darte cuenta estás retirando la barrera que protege a la vagina de la entrada de gérmenes, y entonces estos podrán penetrar y elevar el riesgo de infección.

Ahora, mientras dure el sangrado de la menstruación, la cosa cambia, porque en ese período, además, las secreciones que normalmente se producen en esa zona son más fuertes, y entonces el aseo debe ser más frecuente. Otra cosa importante es que no debes olvidar nunca que el aseo de los genitales se debe realizar siempre de alante hacia atrás. Recuerda que el ano está muy cerca, y si no tienes eso presente, los gérmenes que normalmente viven en esa zona pueden ser arrastrados hacia la entrada de la vagina y provocar infecciones vaginales.

En algunos países, años atrás, las madres y las abuelas le enseñaban a sus hijas y nietas algunos mensajes totalmente equivocados relacionados con la menstruación, que definitivamente son historia pasada: "está prohibido lavarse la cabeza durante la menstruación", "no deben caminar descalzas porque tendrán resfriados" y otras leyendas de este tipo. Estos miedos son ajenos a la realidad, porque lo cierto es que en los días que dure el período menstrual, las jóvenes pueden realizar su vida completamente normal, sin restricciones de ningún tipo, porque la menstruación es un proceso fisiológico del sexo femenino.

El calendario

Hay otra cosa muy importante que debes tener en cuenta a partir de este momento y es el control del ciclo menstrual. Desde que comienza la menstruación, una buena costumbre es llevar siempre en tu cartera un calendario, o ponerlo en algún lugar visible de tu cuarto, para ir anotando los días del mes que estás menstruando y la duración.

Esto es una práctica muy útil que te servirá mucho, porque te ayuda a conocer la fecha aproximada que comenzará la próxima menstruación, una vez que se estabilicen bien los ciclos, y en caso de que exista algún trastorno o simplemente alguna duda, la existencia de este calendario facilitará la interpretación del problema a ti y al ginecólogo si es que tienes que acudir a su consulta.

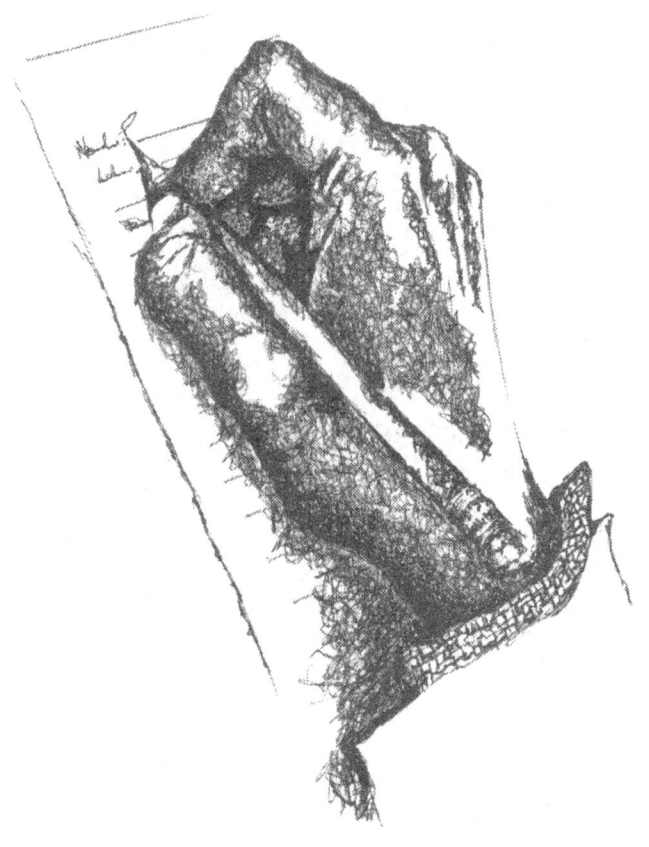

Recuerda que, en los primeros tiempos, mientras se ajusta el complejo mecanismo que se requiere para el funcionamiento normal del ciclo menstrual, el sangramiento puede ser irregular, o sea, que puede retrasarse o adelantarse la aparición de la siguiente menstruación. Y cuando aparecen dudas sobre la normalidad del ciclo, si no llevas el control exacto de la duración y la frecuencia con que menstruas, será más difícil para el ginecólogo darte una orientación.

Ya sabes, por ejemplo, que es normal en este período inicial que estés dos meses sin menstruar, o todo lo contrario, que sangres dos veces en el mismo mes. Muchas veces este desorden se "arregla" solo, cuando pasa el tiempo, y ni siquiera requiere tratamiento. Pero con el paso de los años, cuando comiences a tener relaciones sexuales, esta buena costumbre de llevar rigurosamente anotados esos días en tu calendario, te servirá de alerta cuando veas que el ciclo se atrasa, lo que pudiera significar que está comenzando un embarazo.

Esto último te lo digo, porque hay que tomar todas las precauciones en la adolescencia, para evitar un embarazo en esta etapa, pero debes saber que lo más importante es que cuando inicies las relaciones sexuales utilices siempre algún medio de protección contraceptiva, sobre todo el *condón*, que no sólo te protegerá de un embarazo, sino también de las infecciones de transmisión sexual, que siempre traen malas consecuencias y más tarde te hablaré un poco sobre ellas.

Todo esto que les he explicado sobre la menstruación es también de interés para los adolescentes varones, porque conociendo estas cosas, pueden ayudar a sus novias en el control del ciclo menstrual.

La eyaculación

En el organismo femenino, como ya les dije, cada mes debe producirse la ovulación, proceso que da lugar a la expulsión de un óvulo, listo para ser fecundado. Pero también les dije que se necesita la presencia de los espermatozoides para que se complete la fecundación, así que ahora les voy a explicar cómo se produce la eyaculación en el varón, que conlleva a la salida del semen, con su amplio contenido de espermatozoides listos para fecundar.

El centro de la eyaculación se encuentra ubicado en la región lumbar de la médula espinal, o sea, en la parte baja de la columna vertebral, y su accionar depende de un complejo mecanismo de control del sistema nervioso, también dirigido por el todo poderoso cerebro.

El glande del pene constituye uno de los elementos importantes en el proceso de la eyaculación, porque está dotado de un sistema sensitivo muy organizado, o sea, que es muy receptivo a las sensaciones del tacto y se estimula muy fácilmente cuando es tocado. Cuando se inicia la estimulación sexual, los cuerpos cavernosos, como ya sabes, se llenan de sangre y, en poco tiempo, se produce la erección del pene. Estas sensaciones que se perciben, ya sea por el roce, el tocamiento, las caricias, etc., envían mensajes al cerebro a través de la médula espinal, y cuando la excitación alcanza su máxima intensidad, los centros reflejos responden con otros mensajes, que se traducen en contracciones de los testículos, epidídimos y conductos deferentes, que expulsan los espermatozoides hacia la parte interna de la uretra.

Seguramente no tienes dudas sobre los testículos, pero si se te olvidó por donde andan el epidídimo y los conductos deferentes, mira las ilustraciones nuevamente y listo.

Mientras está ocurriendo eso, las vesículas seminales y el músculo prostático también experimentan contracciones, igual que los músculos de la pelvis, provocando la expulsión, a través del pene, de una cantidad aproximada de 3 a 5 *ml* de un fluido viscoso, que es el semen, con su contenido de espermatozoides.

Los espermatozoides son más pequeños que los óvulos, en cada eyaculación se produce la salida de estos al exterior, a través de la uretra, de una cantidad que oscila entre 50 000 000 y 150 000 000.

Durante los breves momentos en que se están produciendo estas contracciones, el hombre experimenta las sensaciones de placer más intensas de toda la relación sexual y eso es lo que se llama orgasmo masculino, conocido de diferentes maneras como "venirse, acabar" y otras tantas en el lenguaje popular.

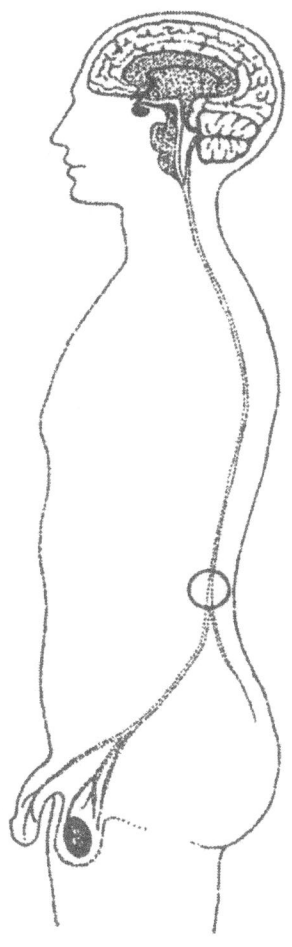

Centro de eyaculación

Eyaculación nocturna

Como ya les dije, una vez que se inicia el desarrollo, los testículos también "trabajan" continuamente, y no dejan de producir espermatozoides, que se almacenan poco a poco hasta que llega el momento que el "almacén" se llena. Cuando eso sucede, se activan de forma refleja los mecanismos de control del sistema nervioso, desencadenándose la eyaculación, sin que medie ningún estímulo sexual externo.

La mayoría de las veces, esta eyaculación involuntaria sorprende a los jóvenes cuando están durmiendo, y es por eso que algunas veces amanecen con la sábana manchada de una secreción viscosa, que es precisamente el semen expulsado durante el sueño.

Durante la emisión del semen, a pesar de no tener en esos momentos ningún estímulo físico, los jóvenes pueden despertar experimentando agradables sensaciones de placer y esto es completamente normal. La salida involuntaria de semen puede ocurrir en cualquier momento del día, pero, por ser más frecuente durante el sueño, generalmente se le pone el apellido de "nocturna".

Por otra parte, aunque verdaderamente es más frecuente en los adolescentes, se sabe que puede ocurrir también en hombres de cualquier edad.

Actividad sexual en la adolescencia

Cuando somos pequeños nos gusta pensar en "cuando yo sea grande" y jugamos "a ser grandes". Pero, en la adolescencia, ocurre que muchas veces nos creemos que somos grandes, lo que equivale a creernos que somos adultos y, realmente en ese momento todavía no lo somos. La diferencia es que cuando somos niños todo no pasa de un simple juego, pero en la adolescencia las cosas cambian, porque es diferente la manera que tenemos de ver las cosas y muchas veces pensamos que sabemos todo lo que debemos saber y realmente no es así.

En estos maravillosos años de cambios y más cambios, tal vez ni siquiera se han dado cuenta que ya han empezado a tomar algunas decisiones por su propia cuenta, sin depender absolutamente de sus padres, como ocurría en la infancia y esto es algo verdaderamente importante en el camino hacia la adultez. Ahora pueden decidir qué ropa se van a poner, el peinado que van a usar, el cine al que quieren ir, en fin, que se va rompiendo espontáneamente, poco a poco —y para siempre— ese imaginario cordón umbilical que todavía los tenía unidos a sus padres. Pero en esta etapa, como en el resto de la vida, muchas veces tenemos que enfrentar algunas decisiones que resultan difíciles, incluso para los adultos, y en estos casos lo más prudente es pensar bien cada paso que den antes de tomar la decisión definitiva sobre alguna situación específica, sin que duden en consultar con sus padres, aun cuando piensen que los "viejucos" ya están "fuera de moda". El problema es que ya ellos también vivieron muchas experiencias en esas edades y sin duda serán quienes mejor los pueden orientar para que no tomen la decisión errónea, porque en la adolescencia muchas veces ocurre que confundimos lo que debemos hacer con lo que creemos que debemos hacer. Parece un trabalenguas, pero es así.

Cuando niños, por ejemplo, salimos a todas partes acompañados de papá y mamá, pero llega el momento en que podemos andar solos, y entonces comenzamos a pasear con las amistades del barrio y de la escuela. Y este es también el momento de los primeros noviazgos.

Hasta hace poco tus padres sabían dónde estabas en cada momento y, por lo tanto, sabían lo que hacías, porque siempre estabas con ellos. Pero el tiempo pasa, y ahora tus padres saben donde estás, pero no saben qué haces. Y esta diferencia no es tan sencilla como parece. Significa que, para ese momento, tienes que haber aprendido ya lo que debes hacer y lo que no debes hacer. Y suele ocurrir que en esta época de la vida, que ya eres adolescente, los padres a veces sienten temor por ustedes, precisamente porque van creciendo, y esto significa, que ya van tomando decisiones, a veces sin contar con ellos.

Cuando eras pequeña (o pequeño), eras más indefenso, porque dependías absolutamente de tus padres. Ahora, sin embargo, eres más vulnerable, y esta diferencia es importante, porque significa que has aprendido a cruzar la calle, a cuidar la ropa, a defenderte de un amigo burlón, y otras tantas cosas. Pero nunca antes habías tenido la posibilidad —y la capacidad— de tomar decisiones propias, que algunas veces, incluso, son distintas de lo que quieren mamá y papá.

En estos años, además de los cambios biológicos que he ido analizando, también se producen importantes modificaciones en la manera en que se relacionan ustedes con el mundo que los rodea, y es la hora de decidir qué se debe hacer y qué no se debe hacer. Piensen que han dejado atrás la infancia, y que a partir de ese momento su vida tendrá nuevos retos y nuevos horizontes, por tanto, las decisiones que tomen en esta etapa siempre serán importantes, porque definirán, en gran medida, el camino que decidieron tomar.

Durante la adolescencia, continúa la preparación para la vida adulta, de manera que el principal deber sigue siendo el estudio, aunque también nos vamos preparando para el momento de tener relaciones sexuales y, en el futuro casarnos y tener hijos. Pero fíjate bien que les digo "nos vamos preparando", no que debemos iniciar las relaciones sexuales sólo porque somos adolescentes.

Sexo sin coito

En las primeras páginas de este libro les decía que el cerebro era "algo así como el gran director de orquesta, y nada se hace en nuestro organismo que no esté ordenado por él". De ahí que podamos llegar a la conclusión de que el cerebro no tiene que ver solamente con el funcionamiento "biológico" de nuestro cuerpo, sino también, con absolutamente todo lo que hacemos. Eso quiere decir que cada decisión que tomemos, también es total responsabilidad del cerebro.

La diferencia —por cierto, muy importante— entre las funciones que tienen que ver directamente con los diferentes órganos, como el corazón, los pulmones, etc., y esta otra, que se relaciona con el pensamiento y la capacidad de análisis, es que nosotros nunca podremos decidir cuánta cantidad de sangre sale o entra en el corazón, ni cuánto oxígeno respiramos, pero sí podemos decidir qué hacemos, cuándo lo hacemos y cómo lo hacemos. Esta capacidad que tenemos los seres humanos de poder decidir nuestras conductas es algo maravilloso, porque nos permite elegir entre los diferentes caminos que nos ofrece el destino. En la vida, nos enfrentamos a muchas situaciones, algunas de ellas inesperadas y la capacidad de decidir la manera de actuar ante ellas, como les dije, será determinante en el resultado de nuestros actos.

En esta etapa, efectivamente, nos preparamos para la vida adulta, y es hora de poner en práctica nuevas formas de expresar nuestros sentimientos y para eso deben saber que existen muchas formas de recibir y transmitir afecto. Los besos, los abrazos y las caricias producen mucha satisfacción a las jóvenes parejas, sin que necesariamente tenga que producirse la relación sexual con penetración del pene. Los besos, por ejemplo, son una manera muy común de expresar los sentimientos hacia otra persona del sexo opuesto (o del mismo sexo, según las preferencias sexuales). Esos primeros besos en la oscuridad, en la intimidad de dos adolescentes que se atraen mutuamente, son un regalo de la naturaleza.

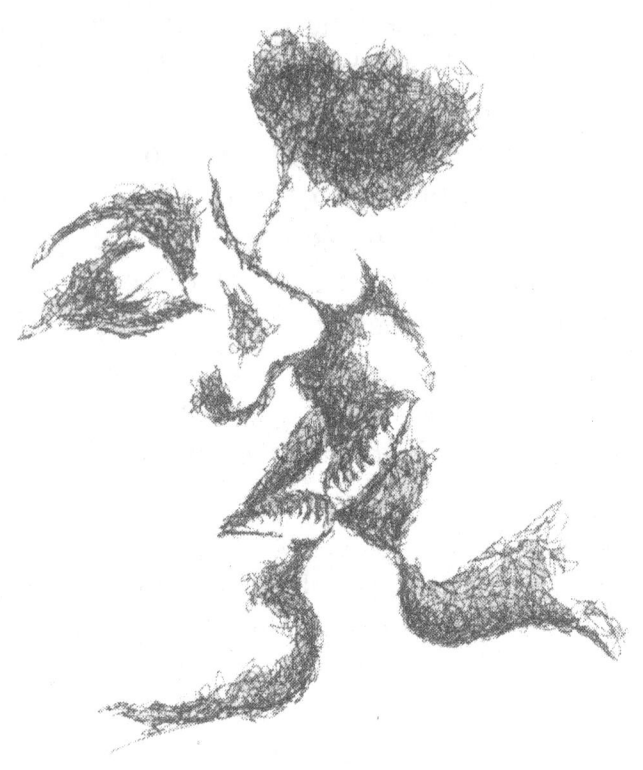

Cuando besamos y acariciamos a la persona que hemos elegido —y que nos eligió, por supuesto— para compartir más estrechamente con nosotros, nos sentimos extraordinariamente bien, experimentando a cada momento esa cosquillita que nos recorre el cuerpo, en unos momentos de placer que nunca queremos que terminen, sin que sea necesario llegar hasta "el final", como algunos llaman a la relación con penetración.

El orgasmo, que es el momento culminante de la relación sexual, instante en el que se producen las sensaciones de placer más intensas y fugaces en todas las variantes de contacto sexual, puede ser logrado perfectamente por los dos miembros de la pareja, cuando existe un gran deseo de acercamiento entre ambos.

Tanto el hombre como la mujer tienen la capacidad de tener orgasmos, y para lograrlos no es necesaria la penetración del pene en la vagina, aunque muchas veces los jóvenes dicen lo contrario, con el objetivo de convencer a las novias para que los complazcan. ¡Mucho cuidado con las presiones!

Los varones suelen presionar a las novias para tener relaciones sexuales con penetración, pero también ocurre que en las conversaciones de grupo, tanto de muchachas como de varones, los que han iniciado las relaciones sexuales también presionan a los que no han comenzado para que lo hagan. Esto es una característica bastante común en la adolescencia: hacer lo que hace el grupo y lo peor es que muchas veces ni siquiera lo pensamos, de modo que aquí se pone a prueba nuestra madurez y nuestra capacidad de saber decir "no" cuando corresponda hacerlo. ¿Tendrás suficiente madurez para decidir por ti mismo o te dejarás guiar por el empuje del grupo? Tal vez este momento es uno de los primeros en los que ponemos a prueba nuestra personalidad y el verdadero sentido de la responsabilidad.

Con seguridad, en los intensos años de la adolescencia, de alguna manera enfrentarás una de estas situaciones de presión, que te pondrán en la disyuntiva de decidir entre realizar el coito —sin desearlo ni necesitarlo realmente— o no hacerle caso al grupo que te rodea. Si no sabes cómo actuar en ese momento, la situación será bien difícil para ti. Por eso, debes saber que existen otras formas de relación sexual, basadas en las caricias entre ambos miembros de la pareja, la estimulación de los órganos genitales, y de otras zonas del cuerpo como la boca (a través de los besos), el cuello, los pechos y otras tantas (que son las llamadas zonas erógenas), que generan agradables sensaciones de placer e incluso pueden llevar igualmente al orgasmo. Pero es bueno que sepas también que el orgasmo no es imprescindible para sentirte bien en una relación, porque es frecuente —y muy normal— que los jóvenes se sientan satisfechos sexualmente, aun sin experimentar ese tipo de sensaciones.

Esta forma de relación sexual a la que hago referencia, en la que no hay penetración del pene, y que abarca todo tipo de contacto estimulante entre la pareja se llama *petting*, palabra de origen anglosajón que quiere decir "juego de excitaciones". La práctica del *petting* es muy frecuente en los adolescentes, y se considera una manera muy sana —y sobre todo poco riesgosa— de expresar la sexualidad.

Como ves, no es imprescindible —y mucho menos obligado— tener relaciones sexuales con penetración tan temprano, además de que eso no cambiará para nada tu condición de adolescente. Por tener este tipo de relaciones nadie es más "hombre" ni más "mujer". Tengan siempre presente que todo en la vida, no dejaré de repetirlo, tiene su momento, y eso que llamamos "quemar" etapas nunca es bueno. Disfruten la sexualidad como corresponde a su edad, y con eso se sentirán plenamente satisfechos, no tengan dudas de eso.

La masturbación

Seguramente en algún momento han oído hablar de masturbación tal vez ya se han masturbado, depende la edad que tengan ahora que me leen, por eso quiero hablarles un poco sobre este tema, que a veces pasa como algo de lo que no se quiere hablar, como si los que se masturban fueran extraterrestres.

Cuando hablamos de masturbación nos referimos, en esencia, a la autoestimulación de los genitales, o sea, a la excitación sexual que nos provocamos nosotros mismos, aunque no necesariamente tiene que ser autoestimulación, porque durante la relación sexual la pareja puede incluir la masturbación mutua como parte del juego sexual.

En todas las épocas se ha practicado esta forma de satisfacción sexual, tanto, que se considera como la forma más extendida de actividad sexual, después del coito. Sin embargo, durante muchísimos años, la masturbación se condenó de una manera enérgica. La Iglesia Católica, por ejemplo, considera que "la masturbación es un acto intrínseca y gravemente desordenado", según lo referido en una Declaración sobre ética sexual del Vaticano, formulada en 1975.

Hasta los años 30, incluso, algunos médicos condenaban la masturbación, afirmando que provocaba decaimiento, irritabilidad y hasta pérdida de la visión. Afortunadamente, en la actualidad, esos criterios no se sostienen, ya ha quedado bien claro que la masturbación no sólo no es dañina, sino que es una forma de actividad sexual completamente normal en ambos sexos y en todas las edades, que produce sensaciones muy placenteras a los que la realizan, consiguiendo satisfacer sus necesidades sexuales sin necesidad de llegar a una relación sexual con penetración. Sin embargo, todavía sobreviven algunos prejuicios y no es muy frecuente que se hable abiertamente del tema entre amigos, por mucha confianza que exista entre ellos para conversar sobre otros temas, quizás más delicados, y sobre todo es algo muy difícil de escuchar entre las muchachas, solamente por prejuicios. También es infrecuente que los padres hablen con sus hijos de este tema —mucho menos con las hijas— sin embargo, los estudios realizados, demuestran que más de 90 % de los hombres y más de 60 % de las mujeres han practicado la masturbación en algún momento de sus vidas, y las motivaciones son múltiples.

En la adolescencia, etapa en que los impulsos sexuales son fuertes, la masturbación viene actuando como una "válvula de escape", que contribuye a liberar tensiones mediante la autosatisfacción. Por otra parte, si una pareja tiene que separarse por un período de tiempo prolongado, digamos, porque uno de los dos tenga que viajar, es preferible que ambos practiquen la masturbación cuando sientan deseos sexuales, antes de que el impulso sexual los deje arrastrarse por la tentación de buscar otra pareja temporalmente, con todos los riesgos que esto conlleva. En ese caso, la masturbación es una solución transitoria a la ausencia de la pareja, se mantiene la fidelidad y se evitan los riesgos de contraer una infección de transmisión sexual, al relacionarse de manera fortuita con otras personas.

Además de eso, la masturbación también constituye una práctica común en la relación de muchísimas parejas, que la asumen como un elemento más en sus contactos íntimos, tal como les mencioné y en esta variante pueden recurrir a la autoestimulación, la estimulación simultánea o incluso un miembro de la pareja masturbar al otro. Cualquiera de estas opciones puede resultar igualmente placentera mientras sea de la aprobación de los dos.

Otra razón por la que se masturban las parejas durante el curso de una relación es cuando quieren evitar la penetración del pene en la vagina, ya sea como método de control, para impedir la aparición de un embarazo no deseado o sencillamente porque consideren suficiente este tipo de relación, que les ofrece todo el placer que necesitan, mientras prolongan el momento de tener la primera relación sexual con penetración. Aun cuando este tipo de contacto sexual no es aprobado por algunos, sobre todo por la familia de las adolescentes del sexo femenino, constituye una alternativa realmente práctica para las jóvenes parejas que tienen deseos sexuales activos, no quieren tener relaciones con penetración y deciden tener una relación algo más allá del intercambio de besos y caricias, porque saben que esta variante les ofrece mucha protección, frente a los riesgos "biológicos" de una relación sexual precoz con penetración, que en la mayoría de los casos seguramente tendrá lugar sin la protección adecuada, con los consiguientes riesgos.

La masturbación es totalmente inofensiva: no hace daño a nadie y con su práctica se experimentan sensaciones placenteras que no traen aparejadas el riesgo de embarazo ni de adquirir infecciones de transmisión sexual. Entonces, no tienen porqué avergonzarse cuando se menciona el tema y deben hablarlo en el momento que corresponda sin falsos prejuicios.

Coito anal

En otros casos, para evitar la penetración del pene en la vagina, o como parte de la relación, los jóvenes recurren a otra variante, que es el coito anal. He escuchado a muchos adolescentes diciendo que esta variante de la relación sexual es mejor para su edad, porque de esa manera pueden disfrutar del sexo con penetración, sin embargo, renuncian a la penetración vaginal, que según ellos es la que se debe evitar en la adolescencia, porque la consideran prohibida o pecaminosa en muchas culturas.

Yo les puedo decir, en principio, que este tipo de relación sexual también es normal; en no pocas mujeres resulta placentero, y logran incluso orgasmos de esa manera, mientras que otras lo rechazan porque les resulta molesto o doloroso, pero también deben saber que lo importante no es que el orificio de entrada de la vagina se mantenga intacto utilizando entonces el orificio de entrada del ano; lo que realmente deben analizar es que si están considerando que no es el momento de comenzar las relaciones sexuales vaginales, pues tampoco es el momento de tener relaciones anales, porque a fin de cuentas es igual una relación sexual con penetración y tiene ciertos riesgos que deben conocer muy bien.

En la relación coital anal no existe la posibilidad del embarazo porque no hay ninguna comunicación directa con los genitales internos, pero si se corren riesgos para la salud. En el recto habitan algunos microorganismos que no provocan ninguna alteración en esa zona, porque esa es "su casa", o sea, que normalmente viven ahí, pero si son trasladados a la vagina o a la entrada de la uretra, pueden causar serias infecciones. Por esta razón, en la relación sexual anal cuando se retira el pene, no debe ponerse en contacto con la vulva en ningún momento, para evitar estas complicaciones.

Después de la aparición del SIDA, este tipo de relación tiene otro riesgo, porque el recto es una zona muy vascularizada, esto quiere decir que tiene muchos vasos sanguíneos, y si uno de los dos está infectado por el virus, cuando realizan el coito anal, el virus penetra con mucha facilidad a través de los vasos sanguíneos, y provoca la contaminación. En este caso, la mujer tiene mayor riesgo de contaminación que el hombre, porque se producen traumas con mayor facilidad en la zona del recto, que en la piel del pene, por muy delicada que sea la penetración.

Y esta es la razón por la cual en las parejas homosexuales masculinas existe un riesgo elevado de contaminación con el virus del SIDA, a menos que utilicen absolutamente siempre condones para protegerse. Es por eso que la relación coital anal, tanto hombre-mujer como hombre-hombre, se debe realizar *siempre,* fíjense bien, *s-i-e-m-p-r-e*, con preservativo, para evitar el contacto con el semen que pudiera estar contaminado.

¿Cuándo comenzar el coito?

Como se han podido dar cuenta por todo lo que les he dicho, el coito no es la única manera de sentir placer en la vida sexual, además de que tiene determinados riesgos, cuando se realiza sin las mínimas condiciones requeridas para este tipo de unión tan significativa.

Esto no es un simple capricho, ni "cosa de viejos". No lo vean como el consejo de un adulto, que solo por ser adulto ya representa para ustedes alguien que probablemente está "fuera de moda". Es que debemos considerar el coito como el punto máximo de la unión de una pareja y debe estar mediado por un profundo sentimiento de amor entre los dos. Para eso hay que estar preparado también, como para todo en la vida, porque no hay nada como tener un recuerdo agradable de nuestra primera experiencia sexual.

Entonces seguramente les viene a la mente una pregunta: ¿a qué edad se debe comenzar? Pues la respuesta no es precisamente una fecha, porque la actividad sexual no se regula por el calendario, como las películas restringidas para ciertas edades o la edad en que se puede obtener la licencia de conducción. Nunca nadie ha establecido una edad mínima ni una máxima para considerar el momento adecuado en que se deben iniciar las relaciones sexuales con penetración.

En las últimas décadas, sin embargo, se ha podido comprobar que los adolescentes inician su actividad sexual coital muy jóvenes, y esta práctica, como ya sabes, tiene sus riesgos, porque lo que suele ocurrir es que no se toman las medidas de precaución adecuadas.

La relación sexual coital produce, sin duda alguna, mucho placer a la pareja, pero cuando no existe previamente una estrecha unión entre ambos, cuando no existe amor y cuando no hay madurez suficiente, no se debe llegar al coito, porque un rato de placer puede convertirse en una verdadera tragedia para cualquiera de ustedes, dejando huellas que aunque no lo crean, van a resultar difíciles de borrar.

En diversas investigaciones realizadas, se ha podido comprobar que muchas adolescentes tienen su primera relación sexual coital por embullo, por curiosidad o simplemente por la presión de su novio y de las amistades, como les comentaba hace un rato. Pero la única razón verdaderamente válida para entregarse uno al otro, insisto una y otra vez, es el amor.

Si se acercan a una persona y deciden tener relaciones coitales sólo porque tienen deseos sexuales, porque quieren estar "igual que los demás", por simple atracción física, o lo que es peor, para obtener algún beneficio económico a cambio de eso, estarán cometiendo un grave error. Cuando el sexo se convierte en el resultado de estas premisas que les acabo de mencionar, sólo conducirá al fracaso y a la decepción y al final, una sensación de vacío los invadirá inevitablemente.

Las relaciones sexuales no deben convertirse, bajo ningún concepto, en un simple acto mecánico, porque en realidad deben ser un momento hermoso de entrega a la persona que queremos. Y esto es válido tanto para las muchachas como para los varones, porque muchas veces se sobrevalora el momento de inicio de las relaciones sexuales para las muchachas, mientras que se minimiza el asunto con los varones, incitándolos en muchos casos a que empiecen cuanto antes. Esto es un verdadero disparate y demuestra una manera muy equivocada de ver la cosas, porque no existe diferencia en edades cuando se habla del momento adecuado para iniciar las relaciones sexuales, de modo que si consideramos que el varón a una edad determinada tiene madurez suficiente para iniciar sus relaciones sexuales, se supone que a esa misma edad las muchachas también estén preparadas, porque el desarrollo mental de los adolescentes de ambos sexos no tiene diferencias, incluso lo que suele ocurrir es lo contrario, o sea, que los varones todavía estén jugando en el parque cuando ya las muchachitas de su misma edad están empezando a mostrar interés por los noviecitos. Y esa es la razón por la cual en esta etapa es relativamente frecuente que las muchachas se sientan atraídas por varones de mayor edad que ellas y algunas veces hasta rechazan a los de su misma edad, por considerarlos muy "inmaduros" para ellas.

El sexo es algo que nos acompaña desde el nacimiento, pero la manera de expresarlo la ponemos nosotros, y siempre debe estar mediado por sentimientos de amor. Es verdad que cuando somos adolescentes, a veces, le hacemos más caso a los amigos del grupo y del barrio que a nuestros padres, pero debes tener en cuenta que los adultos tenemos una visión más abarcadora de la vida, no porque seamos más inteligentes, sino porque hemos vivido más... y ya tropezamos.

Si te detienes un momento a reflexionar, y piensas que realmente no ha llegado el momento, si crees que debes esperar a sentir amor para llegar a ese tipo de unión tan significativa, entonces no cedas a las presiones, porque estás en lo correcto. No dejes que nadie decida por ti, y eso te ayudará a sentirte más seguro en la vida.

La primera relación sexual es un acto muy importante en la vida de cada uno de nosotros. Es un día que no se olvida nunca, por ser la primera vez que se llega a ese tipo de unión tan profunda y placentera. Si no se realiza en el momento adecuado y con todas las condiciones, ese recuerdo nunca será agradable y tarde o temprano, se arrepentirán de haberse apresurado.

El embarazo

Una de las consecuencias negativas de la relación sexual coital sin responsabilidad, es la aparición de un embarazo, porque la adolescencia no es el momento apropiado para tener un hijo. Deben evitar por todos los medios —y existen muchos— tener una gestación tan jóvenes, porque esto sólo les traerá problemas.

El embarazo en la adolescencia tiene muchos riesgos, ya que en esta etapa de la vida no existe la preparación adecuada, desde el punto de vista biológico, para este complejo proceso, y mucho menos psicológicamente.

Para ellas

Si nos vamos a guiar estrictamente por el desarrollo biológico, las jóvenes pueden quedar embarazadas en la adolescencia, porque cuando se inician los ciclos ovulatorios puede haber un embarazo. Y ninguna adolescente puede saber qué mes de qué año empezarán sus ciclos ovulatorios de modo que tienen que cuidarse.

El hecho de que ya tengas menstruación no quiere decir nada, porque el organismo y, específicamente, el aparato reproductor, todavía no tienen la madurez suficiente para eso y sólo expondrías a un riesgo muy serio la salud, pues en la adolescencia las embarazadas tienen más posibilidades de tener complicaciones que en la etapa adulta. Recuerda que la adolescencia es un período de profundas transformaciones biológicas, por lo que en esta etapa existen mayores posibilidades de que se presenten enfermedades como la anemia, la hipertensión que se relaciona con el embarazo, y otras afecciones que empeorarán el pronóstico del embarazo.

En el momento del parto también existen riesgos, porque puedes necesitar la realización de una cesárea; que tiene mayores riesgos de complicación que el parto vaginal, pero incluso si logras el parto por la vía vaginal, también te expones a algunos riesgos, como desgarros en el cuello del útero, en la vagina y el periné. Es verdad que con los cuidados médicos especializados que existe en la actualidad estos riesgos se han ido minimizando, pero siempre vas a tener más probabilidades de cualquier tipo de complicación que las adultas.

Por otro lado, no sólo los riesgos son para ti, sino que tu hijo tendría también mayores probabilidades de presentar problemas, sobre todo por el riesgo de nacer con un peso inferior al normal, ya sea porque nazca antes de tiempo o incluso puede nacer en la fecha que le corresponde, pero con los efectos de una nutrición intrauterina deficiente, a causa de la inmadurez del organismo. Por cualquiera de esas causas, podría incluso morir poco después del nacimiento. No me gusta ser exagerado, pero se ha demostrado que ciertamente existen mayores complicaciones en los hijos de madres adolescentes y mientras más jóvenes peor.

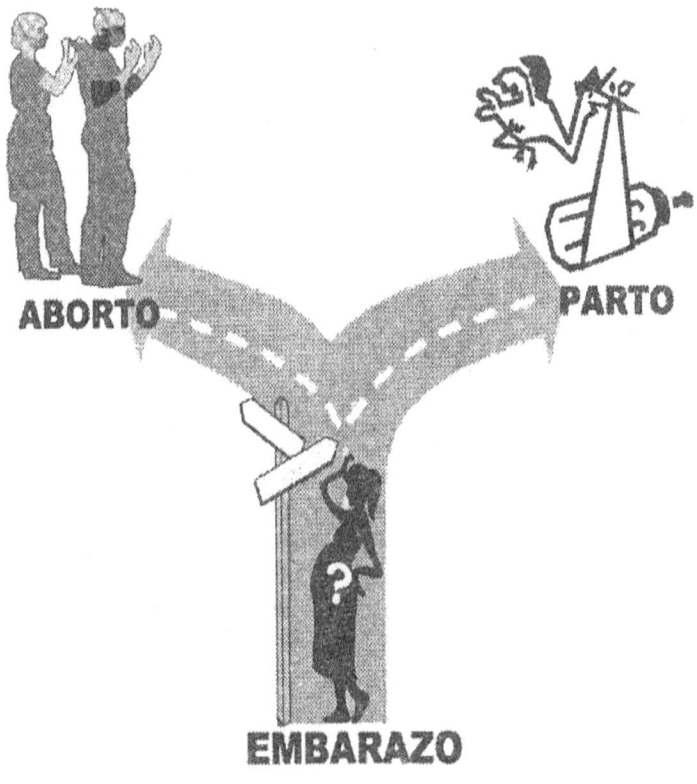

Algunas veces nos enfocamos solamente en las complicaciones de tipo físico que pueden tener tanto las madres como los recién nacidos, y nos olvidamos que desde el punto de vista social, el embarazo en esas edades también tiene importantes implicaciones: cierra los ojos y dale rienda suelta a tu imaginación: piensa que estás embarazada y que estás sentada en un aula de tu centro de estudios.

¿Qué pasaría contigo...? Si experimentas las molestias que algunas veces se producen con frecuencia en los primeros meses del embarazo, tendrías que faltar a clases, y si el médico te indica un reposo prolongado, como algunas veces ocurre, podrías llegar a perder el año que cursas.

Llegará el momento en que no podrás participar en las clases de deportes, tan importantes para tu desarrollo, y si el parto es en tiempo de exámenes, difícilmente tendrás tiempo de estudiar lo suficiente para aprobar, mientras tu adolescencia transcurre entre pañales y noches sin dormir. Tendrás que decirle adiós a las fiestas, a las discotecas, a los paseos nocturnos, en fin, que habrá terminado para ti esa etapa tan linda de la vida, en la que tanto nos divertimos, para tener que dedicarte a la maternidad, que es una gran responsabilidad cuando se asume como debe ser.

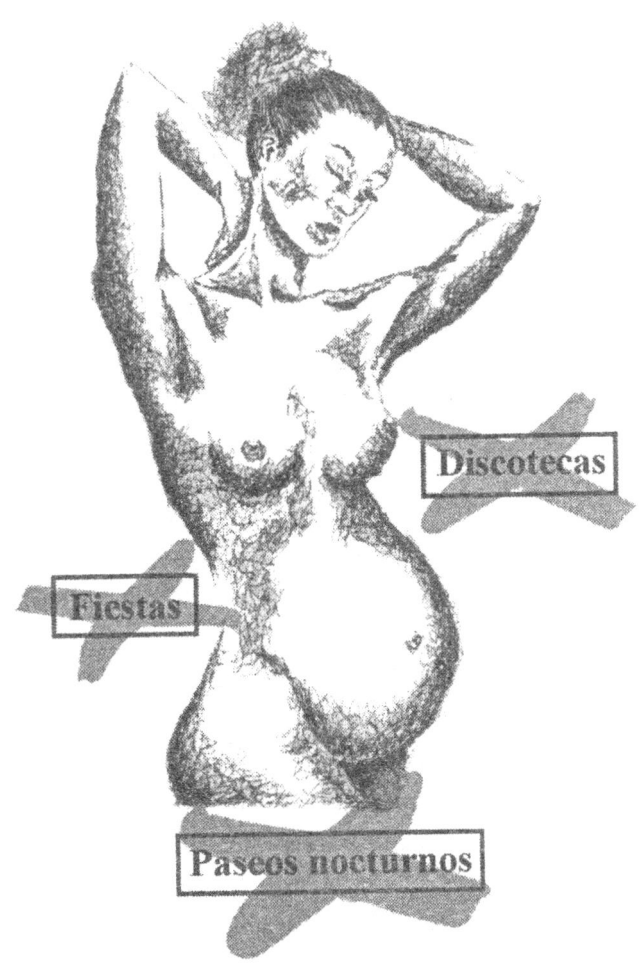

Además, tendrás también que decidir, de acuerdo con las circunstancias, si puedes continuar los estudios posteriormente, mientras alguien, que no eres tú, asume los deberes económicos con tu hijo, o si definitivamente tienes que dejar a un lado la escuela y comenzar a trabajar, en cualquier lugar que aparezca —y que se ajuste a tu falta de instrucción para mantener a esa criatura que llegó antes de tiempo a tu vida, porque no vas a poder estudiar y trabajar simultáneamente, como hacen muchos jóvenes en estos tiempos. Si lo piensas bien, es mejor dejar el embarazo para más tarde.

En última instancia, si no lograste evitarlo, pudieras intentar la interrupción del embarazo, pero este proceder, por cualquiera de los métodos que existen para realizarlo, también tiene riesgos de complicaciones, que te pueden dejar como secuela la imposibilidad de tener hijos en el futuro, e incluso te pueden llevar a la muerte, aunque te parezca exagerado. Además de que en algunos lugares está prohibida la realización de abortos sólo por deseos de interrupción del embarazo y eso limita también las posibilidades de terminar ese embarazo que no quieres.

Existen varios métodos para este fin, algunos más "agresivos" que otros, lo que depende, entre otras cosas, del instrumental que se utiliza para lograrlo y también del tiempo de embarazo. De todos esos métodos, uno muy utilizado en muchos países es la aspiración del embarazo recién comenzado. Con este método se limpia bien la entrada de la vagina, sus paredes y el orificio externo del cuello uterino, para tratar de evitar infecciones relacionadas con el uso de esos instrumentos y se procede a aspirar todo el material correspondiente al embarazo que estaba comenzando.

En los embarazos de poco tiempo, es suficiente aspirar unos 3 minutos, para extraer totalmente el embarazo, pero en los de mayor tiempo, se requiere el uso de anestesia, y muchas veces, hay que complementar este método con la aplicación de una cureta, para completar la interrupción.

Con los dos métodos se corren riesgos, porque son maniobras que el especialista realiza dentro del útero, en un lugar donde no puede ver directamente lo que está haciendo.

La cánula de aspiración y la cureta son instrumentos largos y estrechos, que se introducen, hasta el fondo del útero, y allí comienzan su función: la cánula aspira y la cureta raspa, extrayendo progresivamente todo el material que compone ese embarazo recién comenzado. Aquí, precisamente, empiezan los riesgos, porque puede ocurrir que la aspiración o el raspado sean incompletos y quede material dentro del útero, los llamados *restos*, que provocarán una infección, y la necesidad de realizar un segundo raspado, con lo que se multiplican los riesgos; o todo lo contrario, que el raspado sea excesivo y se produzcan daños en la capa que reviste el interior del útero. Este daño a veces es complicado de solucionar a largo plazo y reduce las posibilidades de embarazo en el futuro.

También se puede producir, accidentalmente, la perforación del útero con alguno de estos instrumentos, y este accidente puede tener mayor o menor gravedad. Algunas veces se trata de una perforación única, que se soluciona con unas horas de observación y algunas medidas necesarias para evitar la infección que suele aparecer en los días siguientes a este desagradable evento, pero en otros casos la perforación es más compleja, ya sea porque es múltiple, por la localización o por la presencia de sangrado que no se puede controlar y en muchas de estas pacientes se requiere la realización de una cirugía de urgencia para resolver el problema, que puede llegar a ser incluso una histerectomía, o sea, la extracción del útero, perdiendo la posibilidad de tener hijos en el futuro.

Otras veces todo sale aparentemente bien, sin restos ni perforación del útero, y a pesar de eso se producen infecciones. Por otra parte, en el caso específico del legrado, el empleo de la anestesia que requiere este proceder, también tiene sus riesgos para las jóvenes.

Estos son algunos ejemplos, —sólo algunos— de las múltiples complicaciones que se pueden producir como consecuencia de la interrupción de un embarazo, que lamentablemente algunas mujeres utilizan como un método alternativo adicional para regular la fecundación, sin estar conscientes de los riesgos que corren.

Existen otros métodos de interrupción de embarazos, pero todos tienen un grado generalmente impredecible de complicaciones. Y la otra cuestión importante es que mientras más temprano se haga la interrupción, menos posibilidad de complicaciones debe haber, al menos teóricamente. Además, para los embarazos más avanzados, algunos de estos métodos no se pueden utilizar y los que se emplean realmente complejizan mucho todo, desde el proceder en sí hasta las secuelas psicológicas, porque mientras se desarrolla el embarazo y el feto va progresando en su tamaño, más complicada resulta su extracción y psicológicamente la afectación es mayor, porque las pacientes sienten que ya han convivido demasiado con su embarazo, es decir, que ya han tenido tiempo de interiorizar que ha ido creciendo un bebé en su vientre y si finalmente deciden terminar con el embarazo el trauma suele ser mayor.

Hasta aquí, he comentado algunas de las cuestiones importantes sobre las complicaciones biológicas de la interrupción del embarazo. Pero yo quisiera hablarles un poco más sobre este asunto del aborto, porque interrumpir un embarazo significa mucho más que acostarse en una mesa ginecológica, para que algún médico resuelva este problema. Interrumpir el desarrollo de un embarazo significa, por encima de todo, detener el curso de una vida que ya comenzó a gestarse. Y a este concepto, lamentablemente, pocas veces se le da la importancia que tiene. El embarazo, en todos los casos, debe ser fruto de una decisión bien pensada por la pareja, y de ninguna manera el resultado de una relación sexual irresponsable. Piensen que "eso" que está ahí es un hijo y no un juguete. Piensen que ese hijo que comenzó a gestarse no pidió tal cosa y, sin que sea su responsabilidad, lo obligamos a no nacer. ¿No sería más sensato evitar que esta situación te sorprenda?

En mi vida personal y profesional he conocido mujeres que han estado lamentando, durante toda su vida, el hecho de no haber tenido una conducta responsable en los inicios de su vida sexual, porque al pasar los años han tenido la amarga sorpresa de no poder tener hijos, producto de complicaciones derivadas de una interrupción de embarazo.

Por otro lado, como ustedes seguramente ya saben, existen algunos países que tienen prohibida absolutamente la práctica legal del aborto y en otros depende de las regulaciones especiales y locales de cada provincia o estado.

Pero independientemente de que lo ideal es que en cualquier lugar del mundo se tome conciencia sobre la importancia de evitar los embarazos que no se desean, en estos que tienen establecidas determinadas regulaciones al respecto, pues el cuidado debe ser más riguroso, porque en esos lugares los embarazos imprevistos que las pacientes deciden interrumpir terminan en el siempre peligroso camino del aborto ilegal. Y no pecamos de exagerados si les digo que el aborto ilegal es una de las vías más seguras de llegar a severas complicaciones de salud, incluyendo la muerte. Créanme que es así, porque las estadísticas a veces hablan por sí solas. En la desesperación de lograr el aborto, a veces se realiza en lugares inapropiados, con personal que no está profesionalmente capacitado para la realización de este proceder médico y eso trae como resultado que en ocasiones no se empleen correctamente los métodos de asepsia y antisepsia que son los que se emplean para tratar de evitar infecciones. Por otro lado, estos locales clandestinos con frecuencia no cuentan con los medios necesarios para enfrentar las posibles complicaciones inmediatas del proceder, y si alguna paciente requiere cirugía de urgencia no es muy sencillo solucionar el problema.

Es preferible que evites la relación sexual coital, hasta que existan las condiciones requeridas para este tipo de unión, pero una vez que decidas iniciarla, debes conversar con tu pareja y seleccionar de inmediato un método apropiado para evitar el embarazo. Y te digo "entre los dos", porque algunas veces los adolescentes piensan que evitar el embarazo es solamente un problema de las muchachas, y esto constituye un gran error. De la misma manera que el coito se realiza entre dos, pues ambos tienen el mismo nivel de responsabilidad a la hora de evitar un embarazo.

Si tu pareja no es capaz de comprender eso, decididamente él no es la persona con quien debes iniciar tus relaciones sexuales.

Otra cosa importante es que esa conversación debe ocurrir desde el momento en que empiezan a analizar si van a tener relaciones sexuales. Bajo ningún concepto deben dejarlo "para después", porque las estadísticas informan que el embarazo suele aparecer, en más de 50 % de los casos, en los primeros 6 meses después de iniciadas las relaciones sexuales. Recuerden que solamente se necesita una relación para que se produzca el embarazo. Con los consejos de tus padres y profesores, las explicaciones que hasta el momento te he ofrecido, además de las orientaciones sobre anticoncepción que leerás en las próximas páginas, no hay razón para que te incluyas en esa larga estadística de embarazos precoces que te acabo de mencionar y que tantos recuerdos desagradables traen a las que han tenido que pasar por esa amarga experiencia.

Para ellos

Este es un aparte para los varones en el tema del embarazo, aunque ustedes no corren el riesgo de quedar embarazados por una relación sin protección y, por tanto, no están expuestos a las implicaciones biológicas ni a las complicaciones que trae consigo el embarazo en la adolescencia. Pero en la primera parte de este epígrafe, cuando me dirigí específicamente a las muchachas, mencioné las negativas consecuencias que lleva aparejado el embarazo en esta etapa de la vida. Y si leyeron detenidamente, se habrán dado cuenta que cuando una adolescente se embaraza, está poniendo en riesgo, incluso, su propia vida. Piensen que esa jovencita puede ser su novia, o tal vez su hermana.

¿Qué derecho tienes de poner en riesgo la vida de una persona? ¿Cómo te sentirás si le ocurriera alguna de las complicaciones que pueden aparecer durante el embarazo? Seguramente triste y arrepentido, pero siempre tendrás sobre tus espaldas el desagradable recuerdo de algo que ambos pudieron evitar.

Para que estas cosas no sucedan, deben actuar con madurez, y cuando finalmente decidan iniciar las relaciones sexuales, entonces no deben realizar el coito sin antes haberse preocupado —y ocupado— de tomar medidas para una adecuada protección anticonceptiva. Fíjense que yo insisto una y otra vez en lo mismo, porque es muy importante que sean responsables a la hora de decidir sobre esto. Así la novia se sentirá más segura, y tu relación con ella será más estrecha, porque sabrá que la estás cuidando.

Pero todavía debes tener una precaución adicional, porque algunas veces se puede producir un embarazo sin penetración del pene en la vagina. Este es el llamado "embarazo virginal" y es más frecuente de lo que imaginas.

¿Cómo es posible esto? Pues, sencillo. Algunas veces, con la mejor de las intenciones, las parejas de adolescentes se limitan a un apasionado intercambio de besos y caricias, sin que haya penetración del pene, pero este contacto a veces termina con la eyaculación y aunque no sea dentro de la vagina no deja de ser riesgoso, así que mucho cuidado con esto! Si en el momento de la eyaculación el semen cae en la parte externa de la vagina, cerca de su entrada, incluso en los muslos, no es nada raro que se pueda producir un embarazo, porque los espermatozoides tienen mucha movilidad, como ya les expliqué, y cuando el varón llega al orgasmo, momento en que se produce la salida del semen, si no se toman las precauciones pertinentes, los espermatozoides pueden ascender y llegar a fecundar al óvulo, por increíble que les parezca, y de este modo aparecer también un embarazo. Tengan muy en cuenta esta posibilidad, que no es infrecuente, y evítenla.

Para los dos

Según cálculos realizados por la Organización Mundial de la Salud (OMS), en el mundo se producen diariamente unos 100 000 000 embarazos. De estos, 1 de cada 200 no está planificado y 1 de cada 400 no es deseado.

En esas cifras, por supuesto, están incluidos los embarazos en adolescentes, que son muchísimos.

En las parejas adultas algunas veces ocurre que el embarazo todavía no había sido planificado, pero es deseado, porque existen las condiciones requeridas para enfrentar este hermoso momento de la vida, que es la maternidad, pero en la adolescencia lo que suele ocurrir es que el embarazo ni sea planificado, y mucho menos deseado en esa etapa de la vida.

Las estadísticas, con esas cifras que muchas veces nos alarman, informan también que diariamente se producen unas 500 muertes relacionadas con el proceder del aborto en todo el mundo y otras 1 600 por causas relacionadas con el embarazo y el parto.

Y para evitar un embarazo que no está en los planes, sólo existen dos vías: no tener relaciones sexuales coitales y, cuando se inician, no dejar de utilizar, bajo ningún concepto, algún método anticonceptivo.

De este interesante tema les voy a comentar algunas cosas en las próximas páginas.

Métodos anticonceptivos

Así se llaman los diferentes métodos que se emplean para evitar un embarazo, y son unos cuantos. La mayor parte están destinados a las mujeres, pero eso no quiere decir que los varones no tienen responsabilidad en la búsqueda de una protección anticonceptiva adecuada: todo lo contrario. Ya dije que el embarazo es un problema de los dos, porque hasta el momento no he conocido mujeres que se hayan embarazado sin la participación de la parte masculina.

Están los anticonceptivos hormonales, que se administran en forma de tabletas, de inyecciones, y también en forma de implantes subcutáneos que se colocan superficialmente, por debajo de la piel. En los últimos años se han popularizado también los llamados parches, que son compuestos hormonales de liberación lenta y mantenida, que con su accionar impiden la fecundación, pero esta variante todavía es demasiado reciente como para recomendarla a las adolescentes, porque ha estado rodeada de algunas contradicciones, de manera que sólo la menciono para que sepan que existe, pero no voy a referirme más a esta opción.

En todos los casos, los anticonceptivos hormonales se componen de diferentes preparados, que tienen el objetivo común de inhibir la ovulación y, por tanto, impedir la aparición de un embarazo.

Existen unas cuantas variantes de tabletas, de acuerdo con las concentraciones de hormonas que contienen, pero las más empleadas en los últimos años por las adolescentes son las llamadas combinadas, que para los médicos se dividen en *monofásicas o multifásicas*, pero mejor no hablamos en esos términos para no enredar esto, porque la clasificación de los diferentes tipos de anticonceptivos hormonales es un poquito complicada, así que mejor seguimos hablando de la parte que les interesa a ustedes.

Los paquetes pueden traer 21 ó 28 tabletas. Si traen 21, se deben tomar a partir del 5to. día de la menstruación, descansar 7 días entre un paquete y otro y entonces empezar el siguiente; mientras que los que traen 28 tabletas, se toman desde el mismo primer día de la menstruación, sin descansar entre un paquete y el siguiente, o sea, que se toman de manera continua mientras se considere seguir utilizando este método anticonceptivo, que es bien eficaz. En cualquiera de las variantes, las tabletas deben ingerirse aproximadamente a la misma hora, para mayor seguridad.

Una desventaja que presenta el método de las tabletas, es que su uso debe estar acompañado de una buena memoria, de manera que quienes decidan utilizarlas, deben tener un serio sentido de la responsabilidad. Cuando se olvida tomar una o más tabletas, puede aparecer sangramiento, pero lo más preocupante es el riesgo de embarazo. Si decides utilizar alguna de las tantas tabletas anticonceptivas que existen cuando inicien las relaciones sexuales coitales, pues hay algunas cuestiones que debes tener muy en cuenta:

- Si se te olvida tomar una tableta, la siguiente debes tomarla en cuanto te acuerdes, y continuar con la otra a la hora que corresponde, aunque para eso tengas que tomar dos tabletas el mismo día.
- Si se les olvidara más de una tableta, igual debes tomar una cuanto antes, suspender las relaciones sexuales y visitar al ginecólogo de inmediato para recibir orientación.

Por otra parte, durante los tres primeros meses después de iniciado el uso de anticonceptivos orales, pueden aparecer algunos efectos desagradables, que los médicos llamamos "efectos colaterales", que puede ser la aparición de sangramiento escaso, en forma de manchas, entre una menstruación y la siguiente, también puede haber náuseas, mareos, ligero dolor de cabeza y aumento de sensibilidad en las mamas.

Generalmente estos síntomas desaparecen en poco tiempo, por lo que no deben ser motivo para la interrupción del método.

Los anticonceptivos inyectables, por su parte, tienen el mismo efecto que las tabletas, y se pueden administrar una vez al mes, cada dos meses o cada tres meses, en dependencia de la concentración hormonal que contengan. Tienen la ventaja de reducir el riesgo de olvido, pero algunas veces, pueden presentarse trastornos menstruales después de su administración. Y cuando ocurren a veces desaparecen espontáneamente en poco tiempo, igual que ocurre con el uso de las tabletas. Lo realmente importante en estos casos es que no conllevan ningún tipo de riesgo para la salud y que con un poco de paciencia estos efectos desaparecen después de los primeros ciclos.

Pero ustedes saben que en el mundo hay muchas personas que creen que saben de todo un poco y con cierta frecuencia se encontrarán con algunas que no son muy partidarias de los métodos anticonceptivos hormonales, porque tienen ideas equivocadas sobre el uso de las tabletas y las inyecciones, y les dirán que "usar hormonas es malo", que "si las toman mucho tiempo se pueden quedar sin tener hijos" y, como eso, una serie de comentarios falsos sobre este método. Pero la realidad de todo lo que se ha investigado sobre anticonceptivos hormonales (y realmente ha sido mucho) desmiente estas creencias.

El empleo de las tabletas no sólo evita el embarazo, con un elevadísimo porcentaje de seguridad, sino que también contribuye a regular trastornos con la menstruación, que son relativamente frecuentes en la adolescencia, además de tener otros efectos positivos en la salud en general. Te parecerá contradictorio que en los párrafos anteriores te dije que a veces causa sangramiento y ahora te digo que sirve para arreglar trastornos menstruales. Bueno, no hay contradicción en esto, porque eso de los trastornos iniciales es solamente el comienzo del período, digamos de adaptación, pero a mediano y largo plazo realmente es una manera muy segura de controlar trastornos del ciclo.

A pesar de eso, un grupo de adolescentes no deberá utilizar anticoncepción hormonal, porque este método tiene algunas contraindicaciones. Por esta razón, cuando piensen iniciar este método, deben tener algún tipo de orientación básica, como los servicios de consejería sobre salud reproductiva que existen en la mayoría de los países, para que tengan información adecuada sobre el mejor método a elegir.

Por otra parte, con frecuencia muchas de las jóvenes que utilizan el método de las tabletas, pasado un tiempo, deciden dejar de tomarlas durante unos meses "para descansar". En este sentido, es bueno que sepas que es exactamente al revés: durante el tiempo que están tomando las tabletas, se le está dando un "descanso" a los ovarios, que están sin ovular hasta que se suspende el método.

Y otra cosa muy importante, en relación con las tabletas, es que una vez iniciado un paquete, no se debe suspender —bajo ningún concepto— hasta terminarlo completo, porque si lo hacen, tendrán trastornos en el ciclo menstrual, con sangramientos inesperados y generalmente abundantes. Cuando por alguna razón crean que deben suspender la ingestión de las tabletas, el primer paso es la visita al ginecólogo, que les orientará cómo actuar.

Los dispositivos intrauterinos (DIU), como su nombre lo indica, se colocan dentro del útero. Existen múltiples tipos, de diferentes formas y tamaños, que son muy buenos como anticonceptivos, pero no son muy recomendables para las adolescentes, especialmente por el riesgo de padecer una inflamación pélvica.

Para colocar un dispositivo intrauterino, de cualquier tipo, se requiere la manipulación de determinados instrumentos, que son los que permiten que se pueda colocar dentro del útero. Si en el momento de la colocación existe una infección vaginal, por leve que parezca, los gérmenes serán arrastrados hacia el interior de la cavidad uterina por el dispositivo, en su paso por la vagina y el canal cervical. De esta manera, la joven queda expuesta a una infección de los genitales internos, y se produce la conocida inflamación pélvica, que puede ocasionar alteraciones en la anatomía de las trompas, aumentando el riesgo de embarazo ectópico (embarazo fuera del útero) y de infertilidad.

Por estas razones, es preferible no utilizar este método durante la adolescencia, y emplearlo solamente en los casos que indique el ginecólogo.

También están los métodos llamados de *abstinencia periódica*, que pueden ser empleados cuando no se desea (o no se puede) utilizar otros métodos de anticoncepción. Se basan en abstenerse de tener relaciones coitales en los días fértiles del ciclo, o sea, en el período que ocurre la ovulación. Recuerden que la ovulación se produce una sola vez en el ciclo y la fecundación solamente puede producirse en esos días.

Basándose en eso, se han descrito estos métodos que, algunas veces constituyen la única posibilidad para algunas parejas —además del preservativo—, ya sea por tener alguna enfermedad que impida el uso de anticonceptivos hormonales o los dispositivos intrauterinos.

No los voy a describir con detalles, porque tampoco son recomendados a las adolescentes, que con frecuencia tienen adelantos o retrasos en la menstruación, por la combinación de ciclos con ovulación y otros sin ovulación y, entonces, tendrían mucho riesgo de quedar embarazadas, si emplean este método, porque para que sea efectivo hay que tener un control demasiado estricto del momento de la ovulación, lo cual es muy difícil en la edad de ustedes.

Los métodos de barrera, por su parte, incluyen los preservativos (masculino y femenino), el diafragma y las cremas espermicidas.

De estos, el preservativo masculino es el más utilizado por las parejas de todas las edades, en todas partes del mundo, y a la vez, el más útil, porque cumple la doble función de evitar un posible embarazo y, además, los protege a los dos de las infecciones de transmisión sexual. Y lo más importante: no tiene contraindicaciones, de modo que cualquier pareja puede emplear este método.

Algo muy importante que deben conocer es la técnica correcta del uso del preservativo masculino, que es muy sencilla, pero si no se aplica de manera adecuada puede fallar.

En primer lugar, hay que comprobar que no tenga ninguna perforación, lo que es realmente infrecuente, pero puede suceder, después, se procede a la colocación, que debe hacerse siempre con el pene erecto, cuidando de no dañarlo con las uñas. Se debe colocar antes de la primera penetración, para que cumpla su doble objetivo, y no retirarlo hasta después de la eyaculación, siempre teniendo cuidado de que sea antes que se pierda la erección, para evitar que el semen entre en contacto con la vagina. Recuerden lo que expliqué acerca de la extraordinaria movilidad que tienen los espermatozoides: si se descuidan, será difícil evitar el embarazo.

La colocación del preservativo se puede hacer por el varón, y también por la muchacha, incorporándolo al juego sexual previo a la penetración. Cuando nos acostumbramos a su empleo, quedamos convencidos de su utilidad y también de las mentiras que se dicen sobre la disminución de la sensibilidad que, teóricamente, se experimenta con su uso.

El preservativo femenino, por su parte, no deja de ser efectivo, pero su producción es más limitada en la actualidad, y no está disponible en nuestro medio con tanta facilidad como el masculino. El objetivo de este es el mismo, pero hay que esperar una mayor difusión y una mayor producción mundial para aspirar a un empleo más generalizado de esta variante.

El diafragma es una cúpula de goma, impermeable, que al colocarse bloquea la entrada del canal cervical, impidiendo el ascenso de los espermatozoides a través de él. Existen diafragmas de diferentes formas y tamaños, porque tienen que quedar bien ajustados, para que cumplan su función.

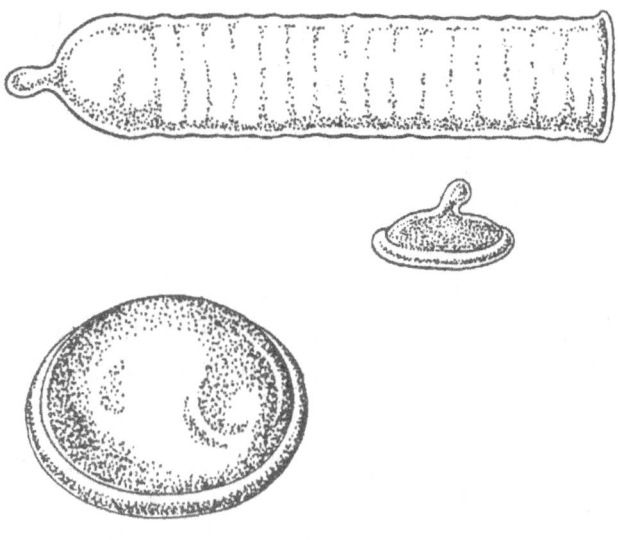

Algunos métodos de barrera

Para utilizar este método, llamado "de barrera", precisamente porque su función es servir de barrera para impedir el paso de los espermatozoides, primero tienen que visitar al médico, que tendrá que hacer un examen ginecológico, para precisar la medida del diafragma que deben utilizar. En esa consulta, el especialista les explicará detalles relacionados con la forma en que se debe colocar el dispositivo, el momento en que esto se debe hacer, así como el tiempo que debes esperar para retirarlo, que nunca debe ser antes de las 6 *h* después de terminado el último coito. Una vez que se retire, se debe lavar con jabón y agua tibia, y después secarlo con cuidado antes de guardarlo.

Como ves, es un método que conlleva una serie de acciones previas y posteriores que se deben tener muy en cuenta para que sea realmente efectivo, de modo que no es el más aconsejable para las parejas adolescentes, que a veces llegan al momento del coito sin que hayan tenido tiempo de preparar las condiciones mínimas indispensables para emplear el diafragma. Pero si te decides a utilizarlo, un consejo adicional es que siempre es preferible asociarlo a algún espermicida, para que incremente su eficacia.

Los espermicidas son agentes químicos que actúan inactivando y matando a los espermatozoides; y se presentan en forma de cremas, jaleas y otras variantes. No se deben emplear como método único, porque en estos casos su eficacia disminuye, pero si se combinan con otros métodos, como el preservativo y el diafragma, entonces aumentan su seguridad. El uso de sustancias espermicidas, como el resto de los métodos anticonceptivos, tiene sus reglas, que deben ser cumplidas para que no pierdan su efecto protector. En este sentido, lo más importante es que cumplan con las indicaciones de aplicación, que varían de acuerdo con el tipo de espermicida. Este método no tiene contraindicaciones, aunque en algunos casos puede haber irritación por alergia al producto.

Otro método es el coito interrumpido, que consiste en retirar el pene de la vagina momentos antes de que se produzca la eyaculación, para evitar que el semen se deposite en la vagina. No es recomendable para ninguna pareja, porque interrumpe el momento de máximo goce. Además, en muchas ocasiones, no se retira el pene en el momento exacto y puede producirse el ascenso de los espermatozoides, con el consiguiente embarazo. Recuerda que, antes de la eyaculación, sale una secreción que puede contener una pequeña cantidad de espermatozoides, suficientes para producir un embrazo.

Este método es utilizado, algunas veces, como una "urgencia", cuando la pareja no está utilizando ninguna protección anticonceptiva y deciden tener una relación coital no prevista. Es necesario evitar que se les presente una situación como esta, porque la imprudencia no es buena compañera. Si tienen relaciones coitales y van a unas vacaciones con su pareja, no deben olvidar las tabletas ni los preservativos, de la misma manera que no dejamos el cepillo de dientes ni la ropa que van a usar.

Debemos tener el hábito de incluir el preservativo entre las pertenencias que viajan con nosotros a todas las partes. Si los tenemos al alcance de la mano, como la identificación o las llaves de la casa, será difícil que nos sorprenda una relación no planificada sin este valioso medio de protección en el bolsillo.

Por último mencionaré la anticoncepción de emergencia. Cuando por alguna razón falla el método que se está utilizando, o se realizó un coito sin protección, se puede recurrir a este método, que también es considerado de "urgencia". Para esto, deben conocer la posibilidad de utilizar determinadas tabletas o la colocación inmediata de un dispositivo intrauterino. Mientras más rápido se implemente este método, más posibilidades de éxito tendrá.

La anticoncepción de emergencia es la que se emplea cuando la pareja ha tenido relaciones sexuales sin la protección adecuada, o cuando esta protección ha fallado, por ejemplo, al comprobar mal uso del condón, ya sea por rotura o por deslizamiento, cuando se olvida la ingestión de tabletas del método regular, en fin, cuando sospechamos que existe la posibilidad de embarazo por la razón que sea, incluyendo en esta clasificación los casos de violación sexual, en los que puede resultar de mucha utilidad. Como lo dice su nombre, es un método de urgencia, o sea, que se debe utilizar solamente ante alguna de estas situaciones, porque no es el ideal para la protección anticonceptiva.

En la mayoría de los países donde se emplea, el medicamento utilizado es levonorgestrel, con una dosificación específicamente diseñada para este fin, y se debe tomar lo más cercano posible a la relación supuestamente desprotegida, repitiendo la misma dosis 12 horas después de la primera. Y en los países donde no existe este tipo de medicamento, se obtienen los mismos resultados con la ingestión de cualquiera de las tabletas llamadas combinadas, que ya saben cuáles son, o sea, las que contienen estrógenos y progestágenos en su composición, y en estos casos se deben tomar cuatro tabletas juntas, repitiendo la misma dosis igualmente a las 12 horas.

Si por alguna razón estás considerando el uso de algún dispositivo intrauterino, pues esta es otra variante de emergencia, que si se coloca en los primeros días posteriores a la relación desprotegida puede resultar de utilidad en un por ciento elevado de casos, pero recuerda que las adolescentes no deben utilizar dispositivos intrauterinos a menos que no haya otra opción.

El elevado éxito de estos métodos de emergencia ha sido comprobado, pero diversos estudios han revelado que mientras más próximo al coito desprotegido se apliquen, mayores serán las posibilidades de evitar el embarazo, de modo que su verdadero éxito depende, sobre todo, de no perder tiempo en su aplicación. En el caso de las tabletas, en general, lo ideal es que se tomen en las primeras 72 *h* después de realizado el coito sin protección, y la inserción del DIU antes de que transcurran 5 días. En algunos países la distribución de estas tabletas de emergencia no requiere visita al médico y esto facilita las cosas, porque se puede ganar tiempo en su utilización.

De cualquier manera, no deben confiar su suerte a estos métodos de última hora, porque no siempre resultan, pero es bueno que conozcan de su existencia, por si algún día los necesitan.

De todos estos métodos anticonceptivos, los más recomendables para ustedes son las tabletas y el condón. Y se deben emplear los dos, porque unidos aumentan la protección: las tabletas impiden el embarazo, aunque por alguna razón falle la manipulación del condón, y este, a su vez, impide el contagio de posibles infecciones de transmisión sexual, que no se pueden evitar con el uso exclusivo de las tabletas.

Después de todo lo que te he comentado sobre anticonceptivos, solo me queda recordarte que la mejor orientación sobre anticoncepción la vas a recibir, sin duda, en la consulta médica. Y para eso no tienes que esperar el momento de inicio de las relaciones coitales, porque para esa fecha puede ser tarde: debes acudir a esta en la primera oportunidad que tengas, porque es la única manera de ir conociendo las orientaciones del médico y, de ese modo, cuando llegue el momento, ya tendrán algunos conocimientos sobre anticoncepción, un tema que ya nunca más te será ajeno.

Infecciones de transmisión sexual

Existen muchos microorganismos capaces de provocar infecciones que se trasmiten a través de las relaciones sexuales. Entre estos se incluyen virus, bacterias, hongos, protozoos y hasta arácnidos, capaces de infectar con mucha facilidad a cualquier persona.

La más conocida de todas probablemente es el SIDA, que también se conoce como infección por VIH, por la propaganda mundial que existe sobre esta enfermedad, precisamente porque ha sido considerada como la más peligrosa y que no tiene cura hasta el momento.

Es triste —¡verdaderamente muy triste!— saber que, en los últimos años, las estadísticas reportan un número cada vez mayor de adolescentes contaminados, porque inician las relaciones sexuales coitales sin tener en cuenta las medidas de protección adecuadas.

En la propaganda que se realiza para prevenir esta enfermedad, se dice que "el SIDA no tiene rostro". Sin embargo, yo tengo un criterio diferente, porque creo que sí lo tiene, y no uno, sino varios rostros —todos feos—, porque el SIDA tiene el rostro de la inexperiencia, de la falta de conocimientos, del exceso de confianza, en fin, de la imprudencia.

Es conocido que cualquiera puede ser portador de esta afección, de modo que el único modo de protegernos es utilizando siempre el preservativo. El período en que una persona afectada puede vivir sin presentar síntomas de ningún tipo, es muy variable, y puede extenderse muchos años, de acuerdo a los expertos en el tema. En todo este tiempo, la persona se siente normal, como ustedes y como yo, sin embargo, en cada relación sexual no protegida que tenga contaminará involuntariamente a la pareja. Y como no sabemos quién es portador de este virus, el condón —otra vez el condón— debe ser nuestro mejor aliado.

Pero no sólo el SIDA constituye un peligro para los que no se protegen, porque también existen los *condilomas*, la *sífilis*, la *gonorrea*, el *herpes genital* y otras tantas. Los *condilomas*, por ejemplo, son lesiones muy contagiosas, que se reconocen, porque son unas verrugas pequeñas, únicas o múltiples, que aparecen con mayor frecuencia en la vulva, en las paredes de la vagina, en el cuello del útero y en los alrededores del ano, mientras que en el hombre se presentan fundamentalmente en el pene. En dependencia de su localización y del número de lesiones, así será el tratamiento, que tiene como objetivo final la desaparición de todas las lesiones que se observen.

Ahora, estas lesiones, en ocasiones, no se ven a simple vista, como las que aparecen en las paredes de la vagina o en el cuello del útero, lo que hace difícil el diagnóstico, transcurre un tiempo impredecible desde que se presentan, lo que eleva el riesgo, porque la mujer continúa teniendo relaciones sexuales y, por tanto, trasmitiendo la infección a cada pareja que tenga. En la *sífilis*, que es producida por la contaminación con una bacteria llamada *Treponema pallidum*, primero se aprecia una lesión llamada chancro, en la misma zona por donde entra la infección, que desaparece espontáneamente, sin tratamiento alguno.

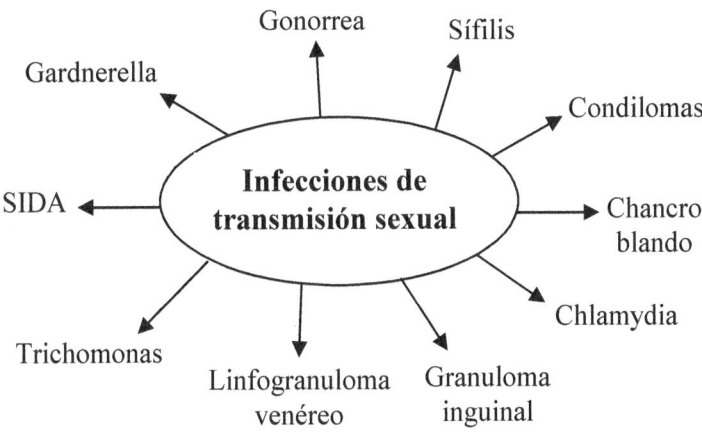

Algunas infecciones de transmisión sexual

Esto hace que se olvide, pensando erróneamente que "se curó sola", cuando en realidad a partir de ese momento la enfermedad sigue un curso silencioso, sin provocar ningún síntoma y afectando a todo el organismo progresivamente. Desde ese momento, los infectados estarán expuestos a trastornos cardiovasculares y neurológicos severos, que pueden llevar a la persona infectada incluso hasta la muerte. En el caso de las mujeres, si tienen un hijo durante esta etapa en la que no hay síntomas, este va a nacer contagiado por la madre.

La *gonorrea* es otra infección, sexualmente transmisible, que se detecta con mayor facilidad en los varones, porque casi siempre presentan una secreción espesa a través del pene, mientras que en la mujer no se descubre en el período inicial, porque al principio no se produce secreción alguna; sin embargo, más tarde, puede provocar un cuadro de inflamación pélvica severa que, en muchas ocasiones, termina en una enfermedad crónica, que provoca cuadros dolorosos periódicamente, afectando incluso al hígado, y pueden llevarla también, como ya mencioné, a la aparición del peligroso embarazo ectópico y a no poder tener hijos en el futuro. Esto mismo ocurre con la infección producida por *Chlamydia*, que tiene síntomas y consecuencias similares.

El *herpes genital*, por su parte, es una infección viral, que también se transmite por vía sexual, y se caracteriza por la aparición de pequeñas ampollas en los genitales que a los dos o tres días se rompen y producen pequeñas heridas muy dolorosas. Estas lesiones cicatrizan espontáneamente en unos días, pero no se curan. Esta infección puede ser transmitida al hijo durante el parto, además de que constituye un factor de riesgo para la aparición posterior de cáncer en el cuello del útero. Y un dato que deben saber es que en la actualidad, se considera una de las infecciones de transmisión sexual más frecuentes en el mundo.

También existen otros microorganismos que producen, con frecuencia, infección vaginal en las mujeres. Entre estos, los más comunes son la *Cándida albicans* (produce la moniliasis), la *trichomona* y la *gardnerella*. Su vía de transmisión fundamental es la sexual, y si no son atendidas y tratadas oportunamente, sobre todo las dos últimas, pueden provocar cuadros de vulvovaginitis, o sea, de inflamación de la vulva y la vagina y, posteriormente, inflamación pélvica en las mujeres, con el consiguiente riesgo de embarazo ectópico y de esterilidad.

La vulvovaginitis se presenta con ardor en la vulva, molestias al orinar, intensa picazón y secreciones de diferentes características, de acuerdo con el germen que la provoque. En los hombres, generalmente, no produce ningún síntoma, y en algunas ocasiones presentarán molestias o ardor al orinar, con irritación local.

Estos son algunos ejemplos —sólo algunos— de las infecciones que se transmiten esencialmente por la relaciones sexuales, porque hasta el momento han sido reconocidos una cifra mínima de 25 microorganismos y aproximadamente 50 afecciones capaces de ser trasmitidas por esta vía.

Lo más peligroso es que muchas veces estas infecciones no se ven, de manera que una persona puede parecer la más sana del mundo, y padecer cualquiera de estas múltiples afecciones. Otra cosa importante: cualquiera puede estar contagiado y, por tanto, cualquiera puede transmitirlas. Aquí no valen la edad, el sexo, la raza, ni las vacunas. ¡A cualquiera de nosotros nos puede tocar!

Por otra parte, ninguna produce inmunidad, como la varicela, por ejemplo, que quien la padeció, puede estar después en contacto con otros enfermos de varicela, que no se volverá a contagiar. En el caso de las infecciones de transmisión sexual ocurre exactamente lo contrario: el que padece una, cualquiera que sea, tiene mucho más riesgo de padecer esa misma por segunda vez o cualquier otra.

Y ahora voy a decir algo que seguramente no saben: de acuerdo con las investigaciones que se realizan sobre este tema, 2 de cada 3 infecciones de transmisión sexual ocurren en adolescentes.

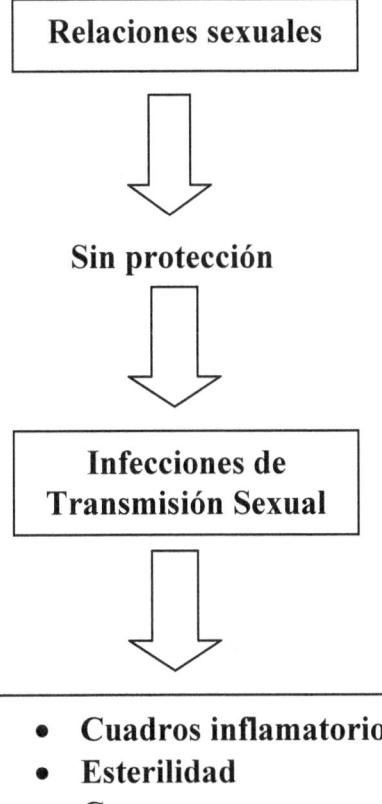

Relaciones sexuales

Sin protección

Infecciones de Transmisión Sexual

- **Cuadros inflamatorios**
- **Esterilidad**
- **Ceguera**
- **Cáncer**
- **Trastornos mentales**
- **Muerte**

El problema es que las personas que más posibilidades tienen de adquirir cualquier infección de transmisión sexual, son las que hacen cambios de pareja frecuentes y los que deciden mantener relaciones con una persona, sin conocer previamente su conducta sexual o conociendo que son promiscuos, o sea, que tienen relaciones sexuales con varias personas en un corto tiempo.

En la adolescencia es normal que se cambie de pareja, porque es una etapa en la que se busca a la persona adecuada, para realizar una unión duradera; pero, tampoco es bueno tener pareja nueva cada semana, como hacen algunos, los varones sobre todo, que a veces cambian de pareja como de camisa, lo cual se convierte en una conducta sexual muy riesgosa, no solo porque pueden ser contagiados fácilmente, sino porque también diseminan la infección a otras jóvenes.

Y hay algo que deben tener en cuenta: por regla general, las infecciones de transmisión sexual traen peores consecuencias a las mujeres que a los hombres, por las características de los órganos genitales, que además de favorecer el contagio, dificultan el diagnóstico porque en las etapas iniciales casi nunca se presentan síntomas, y cuando aparecen lesiones, si no se exploran la vagina y el cuello con espéculo, muchas veces pasan inadvertidas y continúan desarrollándose.

Es por eso que la prevención sigue siendo la única arma eficaz contra estas infecciones.

Y en este caso, prevención = inteligencia, porque deben tener la inteligencia suficiente para no iniciar las relaciones sexuales, hasta que no existan las condiciones requeridas para un acto de amor tan importante como este, pero, una vez que comiencen, deben tener muy en cuenta las recomendaciones siguientes, con el objetivo de reducir al mínimo posible los riesgos de contaminación:

- Tener relaciones sexuales con una pareja estable.
- Ser mutuamente fieles, es decir, no tener relaciones fortuitas con otras parejas.
- Evitar la promiscuidad.
- No tener relaciones sexuales con personas promiscuas.

Y lo más importante de todo: USAR SIEMPRE CONDÓN, resaltado con mayúsculas para que no lo olviden, porque sigue siendo la medida de prevención más eficaz que existe, para evitar el contagio de las infecciones que se trasmiten por la vía sexual. El condón está al alcance de todos y siempre ofrece seguridad a quienes lo utilizan.

Como han podido darse cuenta, existen muchos microorganismos al acecho, esperando la primera oportunidad para hacer de las suyas y complicarnos con una buena cantidad de enfermedades, con la pretensión de privarnos de la posibilidad de tener hijos y, si pueden, llevarnos incluso a la muerte. ¡En manos de ustedes están las armas para evitarlas!

Tu amigo el ginecólogo

Desde el momento mismo del nacimiento, comienza tu relación con el ginecólogo: es él quien te da la bienvenida al mundo, recibe tu llanto con alegría y se siente feliz al ver la sonrisa de tus padres cuando te descubren. Esta relación se debe mantener toda la vida, porque muchas veces necesitarán de nosotros: tanto las muchachas como los varones.

¿Los varones también? Efectivamente, no me equivoqué al escribir el párrafo anterior, porque el ginecólogo, es verdad, atiende directamente a las mujeres, pero en el caso de los que dedicamos nuestro esfuerzo a niñas y adolescentes, también recibimos a los varones en las consultas: todo va mejor cuando la adolescente asiste acompañada de su novio, o su compañero de grupo, porque en esta etapa comienzan a aparecer las inquietudes que he reflejado en las páginas de este libro, y otras tantas que, en la práctica, son cuestiones que también le interesan a los varones. Yo soy ginecólogo, y escribí también para los varones.

Ahora que llegó la adolescencia, ya va siendo hora de que nos visiten, con las dudas o inquietudes que tengan, sin esperar a que suceda lo que no tiene remedio. A nosotros nos complace más orientar a los jóvenes cuando van a preguntar sobre algún trastorno menstrual, anticoncepción o cualquier aspecto relacionado con la esfera ginecológica y la sexualidad, que cuando llegan con la preocupación de un embarazo que no esperaban, o con una infección que nunca imaginaron tener.

Al pasar los años, cuando llegue la edad de los partos, volverán por las consultas —otra vez los dos— para que todo salga bien y, después, regresarán a vernos, porque hay que hacerse el conocido "papanicolau" o un simple examen de mamas, para evitar las enfermedades que suelen aparecer en esas edades. Y los hombres no deben dejar solas a sus parejas en esos momentos.

En los centros ambulatorios y en los hospitales trabajan muchos médicos, a los que los pacientes van a visitar solamente cuando están enfermos, pero, a nosotros, nos visitarán durante toda la vida, y siempre estaremos listos, para ayudarlos en el momento que nos necesiten.

Tu amigo, el ginecólogo, siempre espera por ustedes.

Epílogo

He tratado de ayudarlos. No sé si lo habré logrado, porque no es tan sencillo, pero al menos lo intenté.

Cada uno de los temas tratados en este libro, son una respuesta a inquietudes que tenían muchos adolescentes con los que he conversado, incluidas mis hijas, que también eran adolescentes cuando surgió la idea de este libro y sin duda fueron mis principales editoras cuando estaba escribiendo, porque me ayudaron muchísimo a conocer cuáles eran las principales dudas que aparecían en esta etapa de la vida.

Es difícil resumirlo todo en unas pocas páginas, pero después de la lectura de los diferentes apartados, ahora ya tienen una idea más completa sobre estos temas, y seguramente, están en condiciones de compartir con sus amigos y amigas sus nuevos conocimientos.

Si aprendieron algo nuevo, si están de acuerdo conmigo en los aspectos que traté y, sobre todo, si son capaces de cumplir con las recomendaciones que les hice sobre la actividad sexual y sus riesgos, entonces podremos sentirnos, ustedes y yo, muy satisfechos de que este libro exista.